ARUNA M. SIEWERT

PFLANZLICHE ANTIBIOTIKA

Geheimwaffen aus der Natur

QUALITÄTS G|U GARANTIE

DIE GU-QUALITÄTSGARANTIE

Wir möchten Ihnen mit den Informationen und Anregungen in diesem Buch das Leben erleichtern und Sie inspirieren, Neues auszuprobieren. Bei jedem unserer Produkte achten wir auf Aktualität und stellen höchste Ansprüche an Inhalt, Optik und Ausstattung.
Alle Informationen werden von unseren Autoren und unserer Fachredaktion sorgfältig ausgewählt und mehrfach geprüft. Deshalb bieten wir Ihnen eine 100 %ige Qualitätsgarantie.

Darauf können Sie sich verlassen:
Wir legen Wert darauf, dass unsere Gesundheits- und Lebenshilfebücher ganzheitlichen Rat geben. Wir garantieren, dass:
- alle Übungen und Anleitungen in der Praxis geprüft und
- unsere Autoren echte Experten mit langjähriger Erfahrung sind.

Wir möchten für Sie immer besser werden:
Sollten wir mit diesem Buch Ihre Erwartungen nicht erfüllen, lassen Sie es uns bitte wissen! Nehmen Sie einfach Kontakt zu unserem Leserservice auf. Sie erhalten von uns kostenlos einen Ratgeber zum gleichen oder ähnlichen Thema. Die Kontaktdaten unseres Leserservice finden Sie am Ende dieses Buches.

GRÄFE UND UNZER VERLAG. *Der erste Ratgeberverlag – seit 1722.*

THEORIE

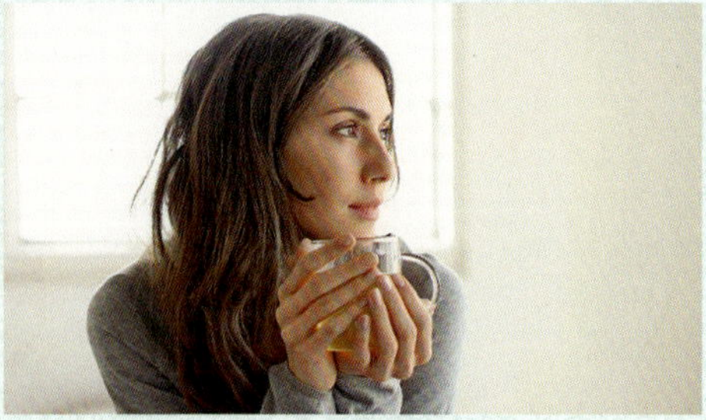

PRAXIS

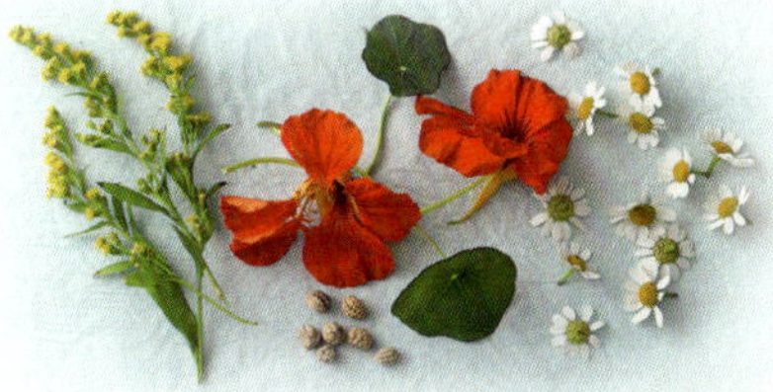

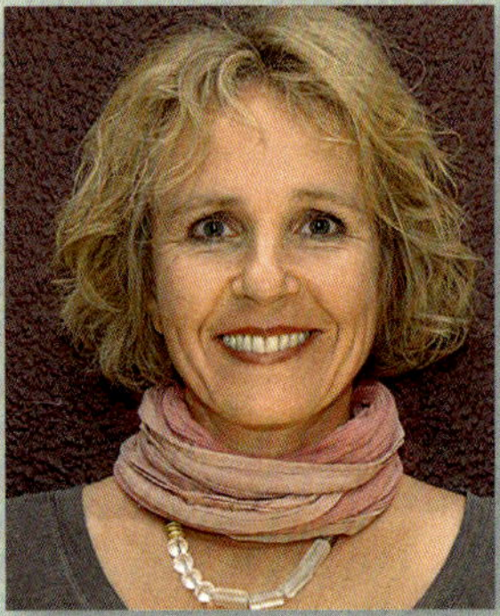

ARUNA MEIKE SIEWERT

ist Heilpraktikerin und Dozentin an einer Heilpraktikerschule in Berlin

»Gott schläft im Stein, atmet in der Pflanze, träumt im Tier und erwacht im Menschen.«

(ANGELUS SILESIUS)

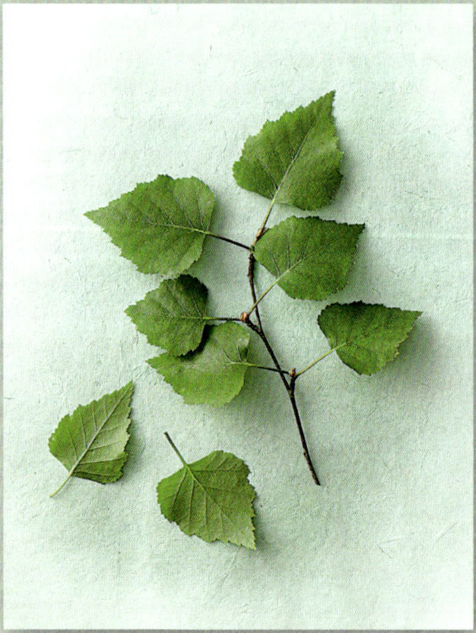

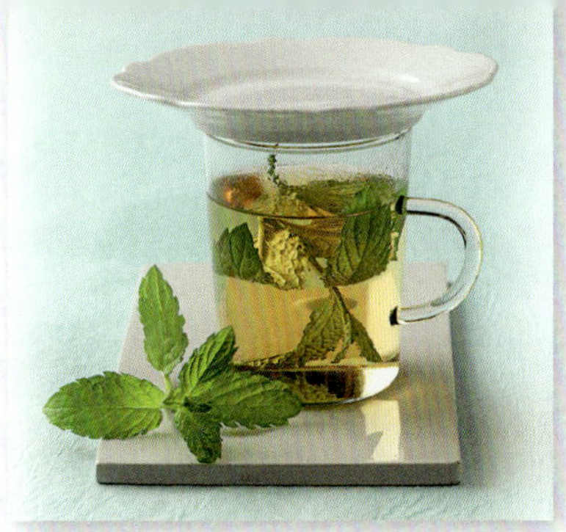

DIE KRÄFTE DER PFLANZEN

Überall um uns herum lauern Krankheitserreger – unser Immunsystem hat alle Hände voll damit zu tun, ihnen zu trotzen. Wenn es uns »erwischt« hat und wir mit einer Infektionskrankheit kämpfen, greifen wir schnell zum chemischen Antibiotikum. Doch viel seltener als oft gedacht ist dies sinnvoll. Die Medikamente schwächen das Immunsystem und bergen das Risiko, dass die Erreger resistent werden. In diesem Buch lesen Sie, was Antibiotika sind und wie sie wirken. Außerdem erfahren Sie, welche Fragen Sie beim Arzt stellen sollten, wenn er ein Antibiotikum empfiehlt. Ein Extra-Kapitel zeigt Ihnen, wie Sie nach einer nötigen Antibiotikabehandlung mithilfe von Heilpflanzen und gesunder Ernährung Ihr Immunsystem wieder aufbauen.

Der Hauptteil des Buches widmet sich den Kräften altbewährter Heilpflanzen und zeigt Ihnen, wie Sie leichtere Infekte mit pflanzlicher Hilfe ohne Nebenwirkungen behandeln können. Pflanzliche Mittel wirken dabei – im Gegensatz zu chemischen Antibiotika – nicht nur gegen Bakterien, sondern auch gegen Viren und Pilze. Mit antibiotisch wirksamen Heilpflanzen unterstützen Sie Ihr Immunsystem, statt es zusätzlich zu schwächen, und gehen aus jedem Infekt gestärkt hervor. Auf diese Weise sind Sie beim nächsten Infekt gewappnet. Sie werden schneller wieder gesund und seltener krank.

Dieses Buch hilft Ihnen auch dabei, zu erkennen, wann Sie zum Arzt gehen sollten, um Komplikationen zu vermeiden. Ich will Sie jedoch grundsätzlich ermutigen, den Pflanzen und den Selbstheilungskräften Ihres Körpers zu vertrauen! Je mehr Erfahrung Sie damit gewinnen, umso wirkungsvoller können Sie sich und Ihrer Familie selbst helfen. Ich wünsche Ihnen viel Freude beim Nachschlagen und Lesen – und viel Gesundheit!

Anna M. Siewert

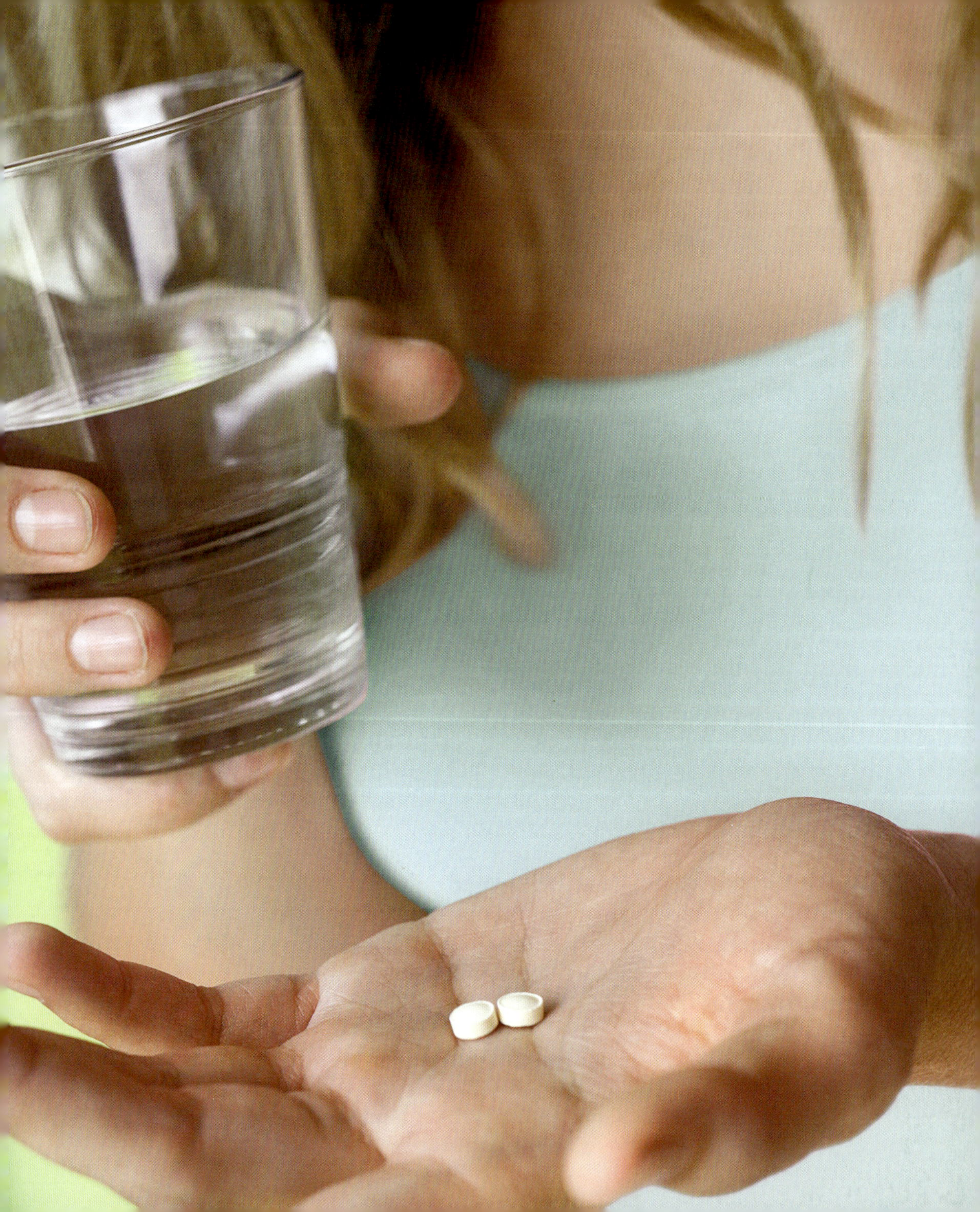

WAS SIND ANTIBIOTIKA?

SEIT WANN GIBT ES EIGENTLICH ANTIBIOTIKA, WER HAT SIE ENTDECKT? WIE WIRKEN SIE, WANN BRAUCHEN WIR SIE, UND WAS MÜSSEN WIR BEI DER ANWENDUNG BEACHTEN? DAS ALLES LESEN SIE IN DIESEM KAPITEL.

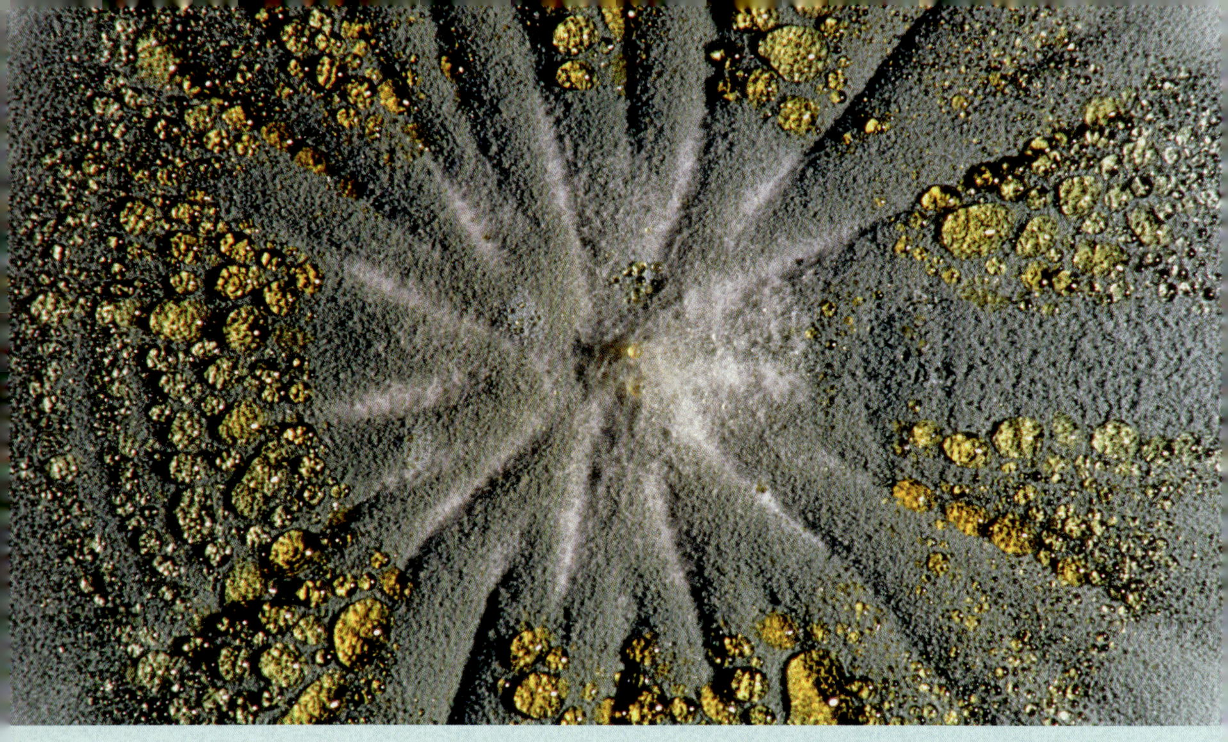

EINE ERFOLGSGESCHICHTE

Wahrscheinlich haben auch Sie schon einmal oder mehrmals vom Arzt ein Antibiotikum verschrieben bekommen. Hier lesen Sie, was es mit diesen Mitteln auf sich hat.

Alles begann mit einem Pilz

Wie bei vielen Medikamenten gilt für Antibiotika: Was unser Leben retten kann, nützt uns das andere Mal wenig oder schadet sogar. Aber beginnen wir am Anfang: Der Name Antibiotikum setzt sich zusammen aus dem griechischem »anti«, was so viel wie »gegen« oder »anstelle« bedeutet, und »bios«, also »Leben«. Die Mittel sollen also Lebewesen bekämpfen, welche dem Körper schaden können. Die Geschichte der Antibiotika beginnt weit vor der Zeit des Bakteriologen Alexander Fleming (1881–1955), der allgemein als ihr Entdecker gilt.

Bereits im Jahr 1893 isolierte der italienische Arzt und Mikrobiologe Bartolomeo Gosio (1863–1944) einen Stoff aus einem Schimmelpilz, der den Erreger für die gefürchtete Infektionskrankheit Milzbrand am Wachstum hindern konnte.
Einige Jahre später wunderte sich der französische Militärarzt Ernest Duchesne (1874–1912) darüber, dass die Pferdesättel des Militärs mit Absicht in dunklen, feuchten Räumen aufbewahrt wurden, wo sich Schimmelpilze auf den Sätteln bildeten. Die Begründung der Stallburschen für diese besondere Aufbewahrungsart ließ ihn aufhorchen: Die Scheuerwunden der Soldaten, die durch das Reiten hervorgerufen wurden, würden durch die von Schimmelpilz befallenen Sättel besser abheilen!

Erste wissenschaftliche Versuche

Duchesne begann nun, diese Erkenntnisse in seine Forschung zu integrieren, und bereitete eine Lösung aus Schimmelpilzen zu, die er kranken Versuchstieren injizierte. Die Tiere gesundeten. 1897 schrieb Durchesne seine Doktorarbeit über die antimikrobielle Wirkung von Schimmelpilzen. Vielleicht war er mit seinen gerade 23 Jahren zu jung, vielleicht war er einfach seiner Zeit zu weit voraus, auf jeden Fall wurde die Doktorarbeit damals abgelehnt. Es dauerte noch eine ganze Zeit, bis das Wissen um die bakterienzerstörende Wirkung des Schimmelpilzes anerkannt wurde.

Penicillin: eine Zufallsentdeckung

1921 isolierte der schottische Bakteriologe Alexander Fleming (1881–1955) in seinem Labor ein Lysozym – so nannte er das Enzym, das in der Lage ist, die Zellwände von krank machenden Bakterien zu zerstören und somit das Bakterium abzutöten. Dieses Enzym kommt natürlicherweise in unseren Körperflüssigkeiten vor, besonders in den Schleimhäuten, somit in Tränen, Speichel und so weiter. Es unterstützt unser körpereigenes Immunsystem dabei, Krankheitskeime zu bekämpfen, sofern diese nicht zu gehäuft auftreten.
1928 entdeckte Fleming eher zufällig einen Pilz, der in der Lage war, Staphylokokken aufzulösen – gefährliche Bakterien, die bis heute für zahlreiche schwere Erkrankungen verantwortlich sind. In einer in Vergessenheit geratenen Petrischale mit den Krankheitserregern hatte sich – wahrscheinlich aus einer hygienischen Unachtsamkeit heraus – ein Schimmelpilz gebildet. Fleming erkannte, dass dieser Pilz offensichtlich in der Lage war, die Staphylokokken aufzulösen. Der Pilz heißt Penicillium chrysogenum (früher P. notatum). Alexander Fleming isolierte erfolgreich den keimtötenden Stoff aus dem Pilz – das Penicillin war geboren!
Ohne die Gründe der Heilwirkung benennen zu können, hatten also bereits Duchesnes Stallburschen (siehe links) mithilfe antibiotisch wirkender Substanzen krank machende Bakterien erfolgreich bekämpft!

So ging es weiter

Nicht immer gelang es, mit dem neuen Wirkstoff die Keime abzutöten. Damals war es noch nicht möglich, eine Substanz mit den Eigenschaften des Penicillins chemisch herzustellen. Man brauchte die Pilze und musste daraus immer erst die bakterientötende Substanz isolieren. Deshalb konnte der Einsatz des antibiotischen Stoffes in größeren Mengen beim Menschen noch nicht erfolgen. Im Anschluss an Flemings Entdeckung bedurfte es daher vieler weiterer Forschungen und Bemühungen von Bakteriologen wie Gerhard Johannes Paul Domagk (1895–1964), Biochemikern wie Sir Ernst Boris Chain (1906–1979) und Pathologen wie Howard Walter Florey (1898–1968), bis es 1942 endlich so weit war: Mitten im Zweiten Weltkrieg konnte Penicillin erstmals beim Menschen in größeren Mengen heilbringend eingesetzt werden. Mit dem großflächigen Einsatz von Antibiotika konnte bei schwer verwundeten Soldaten den drohenden Infektionen entgegengewirkt und somit viele Leben gerettet werden. Später wurde das »Wundermittel« auch in der Zivilbevölkerung eingesetzt. Wirksam bekämpfte man damit bis dahin oft tödlich verlaufende Infektionserkrankungen wie Wundinfektionen, Blutvergiftung, Lungenentzündung, Gehirnhautentzündung, Tuberkulose und andere.

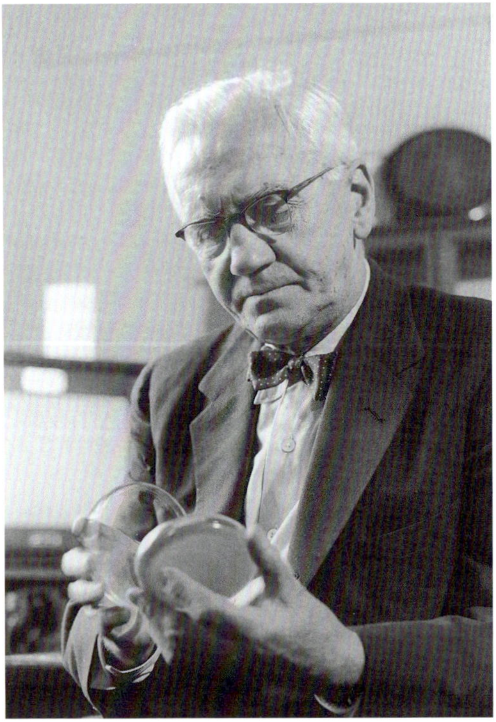

Alexander Fleming entdeckte das Penicillin, das er aus einem Schimmelpilz gewann, durch Zufall in seinem Labor.

ÄMTER UND WÜRDEN

Ein beispielloser Siegeszug der Wissenschaft über die Bakterien hatte durch einen Zufall seinen Anfang genommen. Alexander Fleming wurde für seine Entdeckung geadelt, war Ehrendoktor an verschiedenen Universitäten in Europa und Amerika. 1945 erhielt er zusammen mit Howard Walter Florey und Ernst Boris Chain (siehe oben) den Nobelpreis für Medizin.

Das Wirkprinzip der Antibiotika

Der Einsatz von Antibiotika im Zweiten Weltkrieg ▸ **siehe Seite 10** zeigte es erstmals: Sie können bei schweren bakteriellen Erkrankungen lebensrettend sein. Die Entdeckung des Penicillins und die Entwicklung der weiteren antibiotischen Substanzen bedeuteten einen Siegeszug der Medizin gegen viele lebensgefährliche Krankheiten und Epidemien. Erkrankungen, die früher in den meisten Fällen tödlich verliefen, heilen heute mithilfe von Antibiotika oft komplikationslos ▸ **siehe Seite 10**.

Erreger töten, Körperzellen verschonen

Bis heute werden Antibiotika auch aus natürlichen Stoffen gewonnen, die teilweise chemisch verändert werden. Es gibt aber auch viele Antibiotika, die komplett synthetisch hergestellt werden.
Die Ausgangssubstanzen von Antibiotika sind die Stoffwechselprodukte von Organismen wie Pilzen, die in niedrigen Dosierungen Krankheitserreger entweder in ihrem Wachstum hemmen (bakteriostatisch) oder aber sie töten (bakterizid), indem sie die Auflösung ihrer Zellwand bewirken (bakteriolytisch). Antibiotika (von griechisch »anti« = »anstelle, gegen« und bios = »Leben«) wirken also gegenüber bestimmten Zellen tödlich, während sie die gesunden Zellen des menschlichen Organismus zwar beeinflussen, aber nicht dauerhaft zerstören. Das liegt daran, dass die Zellwände von Bakterien anders beschaffen sind als die von menschlichen Zellen: Während die äußere Schicht der menschlichen Zelle aus einer Plasmamembran besteht, die eine Zelle von der anderen abgrenzt, besteht die Zellwand eines Bakteriums aus einer Schicht von Zucker-Aminosäuren-Molekülen, auch Murein (von lat. murus = Mauer) genannt. In der Bakterienzelle sind mehr Teilchen als außerhalb. Wird die Zellwand beschädigt, strömt durch den Druckunterschied Wasser in die Zelle und zerstört sie.

> **Manchmal findet man, wonach man gar nicht gesucht hat.**
>
> ALEXANDER FLEMING

DIE ABWEHR UNTERSTÜTZEN

Antibiotika wirken also nach dem gleichen Prinzip wie das körpereigene Lysozym ▸ **siehe Seite 9**. Unser Immunsystem ist in der Lage, mit Bakterien fertigzuwerden. Sind es allerdings zu viele, braucht der Körper Unterstützung von außen durch Stoffe wie Penicillin, die Wachstum und Vermehrung der Bakterien eindämmen.

TIPP

UNERWÜNSCHTE WIRKUNGEN

Leider besteht das Risiko, dass Erreger gegen Antibiotika unempfindlich werden, also Resistenzen entwickeln (mehr zu Resistenzen und ihrer Vermeidung lesen Sie ab Seite 22). Zudem werden auch solche Bakterien, die für die menschliche Gesundheit überaus wichtig sind ▸ **siehe Seite 17**, häufig Opfer einer Antibiotikatherapie, was weitreichende und langwierige Folgen für die Zeit nach der Erkrankung haben kann.
Wie Sie unerwünschte Nachwirkungen einer Antibiotikatherapie mit natürlichen Mitteln verringern können, lesen Sie ab Seite 116.

Heute gebräuchliche Antibiotika

Welche Arten von Antibiotika gibt es heute, und wie wirken sie jeweils? Um darauf eine Antwort zu finden, müssen wir etwas tiefer in die Materie eintauchen. Je nachdem, wo und gegen welche Art Bakterium die einzelnen Antibiotika wirken, werden sie in verschiedene Gruppen unterteilt. Der Arzt muss von Fall zu Fall genau prüfen, welches Mittel den größten Nutzen verspricht.

Aminoglykosid-Antibiotika

In erster Linie werden diese Medikamente bei bakteriellen Infektionserkrankungen als Injektion eingesetzt, etwa bei Hirnhaut-, Herzklappen- oder Knochenmarkentzündung. Nur wenn, zum Beispiel bei bevorstehenden Operationen, im Darm weitgehende Keimfreiheit gewünscht ist, werden sie als Tablette verabreicht. Aminoglykoside vernichten eine große Zahl verschiedener Erreger. Sie binden sich in der Zelle an die Ribosomen – Zellorgane, die für die Herstellung der DNA zuständig sind. Dadurch werden die Eiweiße funktionsunfähig, das Bakterium stirbt. Das funktioniert vor allem bei aeroben Bakterien, die Sauerstoff zum Leben brauchen. Bei den verbreiteten Streptokokken sowie bei manchen anaeroben Bakterien wirken die Mittel nicht. Vor allem bei der Einnahme treten Nebenwirkungen wie Nierenschäden und Schäden im Innenohr auf, ebenso Störungen der Blutbildung und Sehstörungen. Während der Schwangerschaft oder bei schweren Nierenerkrankungen sollte man auf Aminoglykoside verzichten.
Zu der Wirkstoffgruppe gehören unter anderem Gentamicin, Tobramycin, Streptomycin und Amikacin.

ß-Lactam-Antibiotika

Der bekannteste Vertreter dieser Gruppe ist der Wirkstoff aus dem von Alexander Fleming entdeckten Schimmelpilz Penicillinum notatum. Die Antibiotika wirken bakterizid, also bakterienzerstörend: Will das Bakterium sich teilen und somit vermehren, braucht es ein bestimmtes Enzym zum Aufbau einer stabilen Wand. ß-Lactam-Antibiotika blockieren dieses Enzym. Dadurch entstehen Löcher in der Zellwand, Wasser fließt in die Zelle, und sie wird zerstört. Dieser Prozess findet allerdings nur im sich vermehrenden Bakterium statt. Ein Bakterium, das nicht mit Vermehrung und Teilung beschäftigt ist, bleibt davon unberührt. Von diesen inaktiven, die Antibiotikatherapie überlebenden Bakterien können Krankheitsrückfälle ausgelöst werden. Es gibt inzwischen zudem viele Krankheitserreger, die gegen ß-Lactam-Antibiotika resistent geworden sind ▸ **siehe Seite 22.**

Antibiotika dieser Gruppe sind für uns relativ gut verträglich, weil der Vorgang des Zellaufbaus der Bakterien sich von dem unserer Körperzellen unterscheidet und diese nicht beeinträchtigt werden. Viele Menschen reagieren aber auf Penicillin mit einer Allergie. Diese kann im schlimmsten Fall zu einem anaphylaktischen Schock führen, einer Überreaktion des Immunsystems, die tödlich verlaufen kann. Häufiger sind Beschwerden wie Hautirritationen und juckende, rote Pusteln. Zeigen sich während der Einnahme Hinweise einer solchen Allergie, ist eine sofortige Krankenhauseinlieferung zur Beobachtung angezeigt.

Zu dieser Gruppe gehören Penicilline wie Amoxicillin, Benzylenicillin und Oxacillin; Cephalosporine wie Cefamandol und Cefotaxim sowie viele weitere Stoffe.

Chinolone

Chinolone, früher auch Gyrasehemmer genannt, greifen in die Erbsubstanz des Erregers ein, verhindern so die Herstellung wichtiger Eiweiße und lassen das Bakterium absterben. Sie werden synthetisch hergestellt und kommen oft bei Nieren- und Harnwegsinfektionen zum Einsatz, aber auch bei anderen Erkrankungen. Es kann zu vielen unerwünschten Nebenwirkungen kommen, etwa zu Magen-Darm-Problemen wie Durchfall und Erbrechen. Auch Kopfschmerzen, Schwindel, Depressionen, Psychosen, Krämpfe, Herzrhythmusstörungen und eine Senkung des Blutzuckerspiegels sind beobachtet worden. Wegen möglicher Knorpelschäden dürfen Schwangere und Kinder die Medikamente nur in seltenen Ausnahmefällen einnehmen.

Zu den Wirkstoffen dieser Gruppe gehören unter anderem Levofloxacin, Ciprofloxacin, Ofloxacin und Norfloxacin.

Glykopeptid-Antibiotika

Die Zerstörung des Bakteriums verläuft bei Glykopeptiden ähnlich wie bei ß-Lactam-Antibiotika: Das sich teilende Bakterium wird im Aufbau der Zellwand gehemmt, die Wand wird durchlässiger, durch den Druckunterschied zwischen innen und außen läuft Wasser in die Zelle, und diese wird zerstört.

Glykopeptide gehören zu den sogenannten Reserveantibiotika: Sie kommen vor allem dort zum Einsatz, wo sich bereits Resistenzen gegen andere Arten entwickelt haben ▸ siehe Seite 22. Um Resistenzen gegen diese wichtigen Antibiotika möglichst zu vermeiden, sollten sie nur sehr bedacht eingesetzt werden.
Zu dieser Gruppe gehören die Wirkstoffe Vancomycin und Teicoplanin. Sie werden etwa bei multirestistenten Enterokokken- oder Staphylokokken-Stämmen eingesetzt.

Makrolid-Antibiotika

Sie werden häufig bei Infektionen im Hals-Nasen-Ohren-Bereich und bei Atemwegserkrankungen eingesetzt. Ihre Wirkung beruht darauf, dass sie sich in den Ablauf der Eiweißproduktion des Bakteriums einschalten und so die lebenswichtige Eiweißsynthese blockieren. Sie hemmen also vor allem stoffwechselaktive Bakterien. Makrolide haben eine lange Wirkdauer, weil sie von ihren Trägerstoffen nur langsam freigesetzt werden und zudem nur langsam vom Körper abgebaut werden. Der Nachteil der Stoffe ist, dass die Bakterien relativ schnell gegen sie resistent werden. Zudem verlangsamt der Wirkstoff ein Enzym in der Leber, das für den Abbau anderer Stoffe verantwortlich ist, die etwa in Herzmedikamenten und Gerinnungshemmern enthalten sind. Diese Medikamente wirken dann stärker und länger als gewünscht.

Zu dieser Gruppe gehören Stoffe wie Erythromycin, Roxithromycin, Clarithromycin oder Azithromycin. Sie wirken sowohl bei grampositiven als auch bei einigen gramnegativen Erregern ▸ siehe Seite 17, aber auch bei Chlamydien und Spirochäten.

Polypeptid-Antibiotika

Diese Mittel werden nur bei äußerlichen Infektionen lokal eingesetzt und heißen deshalb auch Lokalantibiotika. Eine Einnahme hätte schwere Nebenwirkungen wie Schädigungen des Nervensystems oder der Nieren zur Folge. Die Mittel wirken nur gegen wenige Bakterienarten und werden daher oft in Kombination mit anderen Lokalantibiotika und Medikamenten wie Kortison eingesetzt. Das Einsatzgebiet der lokalen Antibiotika sind Haut und Schleimhäute. Dabei muss man unbedingt darauf achten, dass die Hautschichten intakt sind, sonst kann zu viel Wirkstoff über die Blutbahn in den Organismus eindringen.
Zu der Wirkstoffgruppe gehören Bacitracin, Gramicidin und Tyrothricin.

Sulfonamide

Diese auch als Folsäure-Antagonisten (Gegenspieler des Vitamins Folsäure) bezeichneten Mittel gibt es seit den 1930er-Jahren. Deshalb haben viele Bakterienstämme bereits Resistenzen gebildet ▸ siehe Seite 22, die Antibiotika werden nur noch selten eingesetzt. Ihre Haupteinsatzbereiche sind Harn-

wegsinfektionen, aber auch Atemwegsinfekte oder Erkrankungen im Hals-Nasen-Ohren-Bereich. Die Wirkung dieser Antibiotika beruht darauf, dass sie das Bakterium hindern, Folsäure aufzubauen. Die Zelle braucht aber Folsäure, um ihre DNA herzustellen – ohne intakte DNA gibt es weder Wachstum noch Vermehrung. Unsere Körperzellen brauchen ebenfalls Folsäure, der Organismus muss sie aber nicht selbst herstellen, sondern deckt seinen Bedarf aus der Nahrung ab.
Zu den Nebenwirkungen gehören unter anderem eine mögliche Veränderung des Blutbildes, allergische Hautreaktionen, Magen-Darm-Beschwerden, erhöhte Lichtempfindlichkeit und Gelenkschmerzen. Sulfonamide bekämpfen zum Beispiel Strepto- und Pneumokokken sowie Chlamydien. Die Wirkstoffe sind unter anderem Trimethoprim und Sulfamethoxazol.

Tetrazykline

Diese Stoffgruppe hatte früher ein breites Wirkspektrum, das heute durch zunehmende Resistenzen immer kleiner wird. Tetrazykline hemmen das Wachstum von grampositiven und gramnegativen Bakterien ▸ **siehe Seite 17** sowie von Bakterien ohne Zellwände wie Mykoplasmen, Chlamydien ▸ **siehe Seite 21**, Spirochäten und Borrelien. Antibiotika dieser Gruppe machen leider auch vor unseren nützlichen Bakterien nicht halt: Sie schädigen die Darmflora, was Bauchschmerzen, Durchfall und Fieber zur Folge haben kann. Auch die Scheidenflora wird stark in Mitleidenschaft gezogen, was häufig in vaginalen Pilzinfektionen endet ▸ **siehe Seite 114**. Weitere Nebenwirkungen können Kopfschmerzen, Hautjucken und Übelkeit sein. Bei hoher Dosierung sind Leberschädigungen und Bauchspeicheldrüsenentzündung seltene, aber mögliche Folgen. Auch wird die Wirkung der Antibabypille abgeschwächt. Schwangere und Stillende dürfen Tetrazyklin nicht einnehmen, denn der Stoff kann zusammen mit Kalzium in den Zähnen und Knochen des Kindes eingelagert werden. Ebenso sollten Kinder unter 12 Jahren die Mittel nicht einnehmen.
Zu dieser Stoffgruppe gehören Doxycyclin und Minocyclin.

WICHTIG

BEIM KINDERARZT

Die Krankenkassenstatistik zeigt: Noch häufiger als für Erwachsene stellen Ärzte ein Antibiotikarezept für Babys und Kleinkinder aus, oft weil die besorgten Eltern dies fordern. Doch ein guter Arzt, am besten ein Kinder- und Jugendarzt, wird Nutzen und Risiken ▸ Seite 12 und 22 **gut abwägen – und bei der sorgsam getroffenen Entscheidung für ein Antibiotikum genau ermitteln, welches am besten wirkt.**

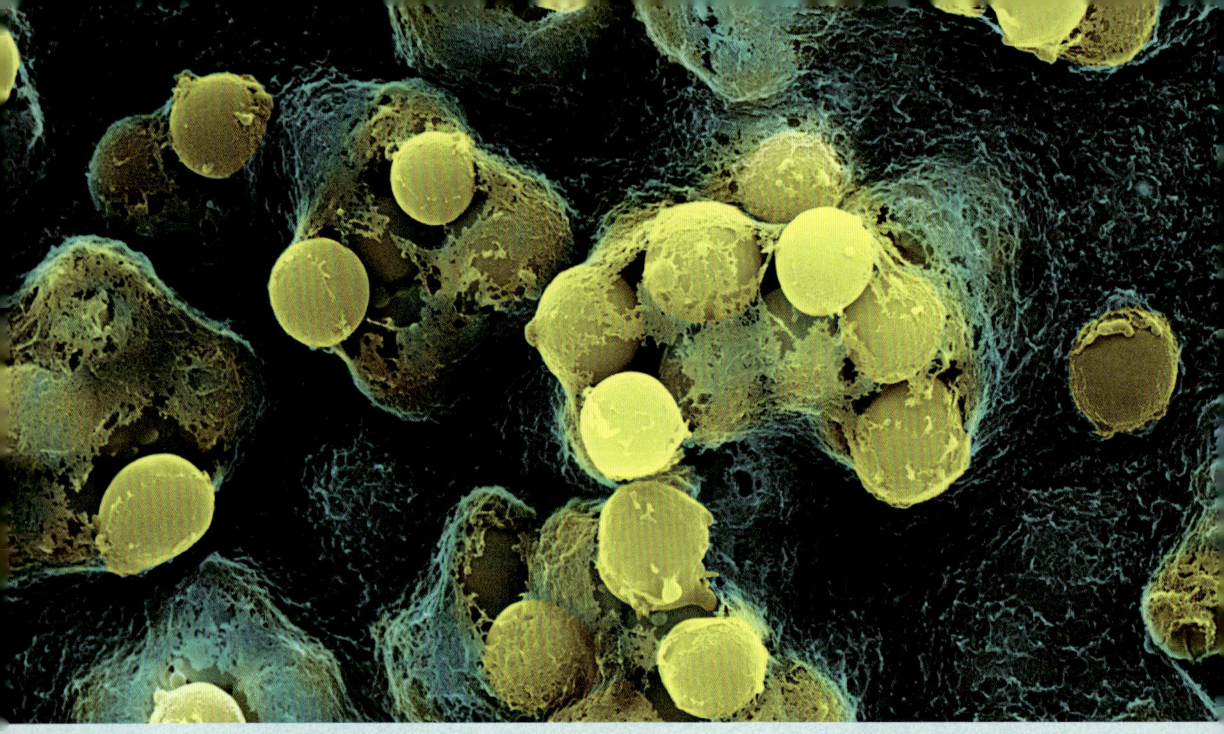

BAKTERIEN – FREUNDE UND FEINDE

Wer sind nun eigentlich die Erreger, die wir mit Antibiotika bekämpfen? Allgemein geht man davon aus, dass Bakterien zu den frühesten Lebensformen gehören. Sie sind sehr anpassungs- und widerstandsfähig.
Das Wort Bakterie kommt aus dem Griechischen und bedeutet »Stäbchen«. Viele haben tatsächlich die Form kleiner Stäbchen. Dagegen sind beispielsweise Kokken kugelförmig, Spirochäten wurmartig und spiralig.
Außerdem gibt es Bakterien mit Stielen und Anhängseln, in Kugel- oder Stäbchenketten, röhrenförmig, flächig und verzweigte Fäden bildend. Bakterien sind so klein, dass wir sie mit bloßem Auge nicht wahrnehmen. Sie können sich relativ problemlos an die vorhandenen Bedingungen anpassen – wichtig ist aber bei der Auswahl eines Medikaments, zu unterscheiden, ob ein Bakterium Sauerstoff zum Leben braucht (aerob), ob es von

Sauerstoff getötet wird (obligat anaerob) oder ob es mit und ohne Sauerstoff gleichermaßen überleben kann (aerotolerant). Außerdem können Bakterien je nach dem Aufbau ihrer Zellwand in zwei weitere Gruppen eingeteilt werden: Der Däne Hans Christian Gram (1853–1938) hat eine Methode entwickelt, die es ermöglicht, Bakterien durch Einfärben zu unterscheiden. Je nach Zellwandaufbau sind grampositive Bakterien färbbar. Sie haben eine dickere Mureinwand als die nicht färbbaren gramnegativen Bakterien. Grampositive Bakterien erscheinen dunkelblau, gramnegative dagegen rot. Diese sogenannte Gram-Färbung ist wichtig für die Diagnose bei Infektionskrankheiten, weil die Bakterien unterschiedlich auf Antibiotika reagieren.

Unser Bakterien-Ökosystem

Auf und in einem Menschen leben rund 100 Billionen Bakterien, etwa 10-mal so viele, wie wir Körperzellen haben! Sie bilden eine Art kleines Ökosystem und leben teilweise in Symbiose, profitieren also voneinander. Ohne sie wären wir nicht lebensfähig.
Viele leben auf den Schleimhäuten von Mund, Magen, Vagina, Dick- und Dünndarm und sind uns wohlgesinnt. Sie ernähren sich von den Abfallprodukten unseres Stoffwechsels und bauen die unverzichtbaren, aber auch unverdaulichen Ballaststoffe aus unserer Nahrung ab.

Manche »Bewohner« unserer natürlichen (=physiologischen) Bakterienflora schützen uns auch vor unliebsamen Kollegen und sind somit ein wichtiger Teil unseres Immunsystems. Der Lactobacillus bifidus beispielsweise erschwert die Ansiedlung krankmachender Erreger im Darm.

Die individuelle Bakteriengemeinschaft

Die genaue Zusammensetzung der nützlichen Bakterien ist bei jedem Menschen individuell verschieden. Wodurch diese Unterschiede zustande kommen, ist noch nicht abschließend geklärt, im Gespräch sind unter anderem die Ernährung sowie die genetische Disposition, also das »gesundheitliche Erbe«, das wir in die Wiege gelegt bekommen haben. Auch die Bakteriengemeinschaften der unterschiedlichen Schleimhäute unterscheiden sich stark voneinander. Allein in unserer Darmflora sind mehrere Hundert verschiedene Bakterienarten zu Hause. Das Gleichgewicht der natürlichen »Bakterienflora« (ein früher üblicher Begriff) in unserem Organismus ist ein wesentlicher Faktor für unsere Gesundheit.

Bakterien, die krank machen

Um einen kleinen Überblick zu bekommen, welche Bakterien oftmals für unsere Krankheiten verantwortlich zeichnen, finden Sie hier eine Übersicht der am häufigsten vorkommenden Arten.

Streptokokken der Gruppe A (Streptococcus pyogenes)

Einige Unterarten der grampositiven, kugeligen und meist in Ketten angeordneten Streptokokken leben natürlicherweise auf den Schleimhäuten von Darm, Mund und Vagina. Kommt dagegen die krank machende Unterart des Bakteriums mit unseren Schleimhäuten in Berührung, vermehrt dieses sich rapide. Wenn das körpereigene Immunsystem nicht stark genug ist, lösen A-Streptokokken beispielsweise häufig Rachenentzündung, Mittelohrentzündung, Mandelentzündung, Nasennebenhöhlenentzündung und Scharlach aus. Auch bei Hautinfektionen wie zum Beispiel der Wundrose handelt es sich um A-Streptokokken. Die Inkubationszeit (Zeit von der Ansteckung bis zum Ausbruch der Krankheit) ist kurz, sie beträgt etwa ein bis drei Tage. Gelingt es nicht, das Bakterium in seinem Wachstum einzudämmern und zu vernichten, können weitere schwere Folgeerkrankungen und Komplikationen auftreten. Dazu gehört unter anderem das rheumatische Fieber, aber auch eine akute Form der Nierenentzündung. Diese Bakterienart spricht in der Regel gut auf Antibiotika an.

INFO

ANSTECKUNGSWEGE

Krank machende Bakterien werden vor allem auf zwei Wegen übertragen:

- Bei der Tröpfcheninfektion wird das Bakterium über die Luft von Mensch zu Mensch weitergegeben, etwa beim Niesen, Sprechen oder Husten.
- Eine Schmierinfektion geschieht über direkte oder indirekte Berührung. Geben wir beispielsweise einem erkrankten Menschen die Hand, die er sich beim Niesen vorgehalten hat, gibt er uns die Keime weiter, die an seiner Hand haften (daher auch Kontaktinfektion genannt). Wenn wir uns dann mit unserer kontaminierten Hand etwa über den Mund streichen, gelangen die Keime über die Mundschleimhaut in unseren Organismus. Von einer indirekten Schmierinfektion sprechen wir, wenn wir mit kontaminierten Gegenständen in Kontakt kommen, etwa mit Essbesteck oder mit dem Toilettensitz, an dem sich Keime eines Erkrankten befinden. Einer Schmierinfektion lässt sich über sorgfältige Hygienemaßnahmen gut entgegenwirken.

Pneumokokken (Streptococcus pneumoniae)

Die kugeligen, paarweise gelagerten, grampositiven Pneumokokken gehören ebenfalls zur Familie der Streptokokken. Sie sind häufig für eine Lungenentzündung (Pneumonie) verantwortlich. Aber auch Mittelohr-, Herzbeutel-, Hirnhaut- und Nasennebenhöhlenentzündungen sowie Blutvergiftungen gehören zu den Erkrankungen, die von Pneumokokken ausgelöst werden können. Viele Menschen haben Pneumokokken auf den Schleimhäuten, aber ihr Immunsystem wird leicht mit ihnen fertig. Sind die Abwehrkräfte jedoch stark geschwächt, zum Beispiel durch eine gerade überstandene Erkrankung, gewinnen die Bakterien die Oberhand, und wir werden krank, meist innerhalb kurzer Zeit. Bei Babys, Kleinkindern, älteren Menschen sowie an Grippe Erkrankten haben die Pneumokokken noch leichteres Spiel, ebenso bei Menschen mit chronischen Erkrankungen wie Herz-Kreislauf-Erkrankungen oder Diabetes.

Staphylokokken (Staphylococcus aureus)

Die rundlichen, in Trauben angeordneten, grampositiven, aerotoleranten Staphylokokken tragen viele Menschen vorübergehend, manchmal auch ständig in sich, ohne dadurch zu erkranken. Sie siedeln sich auf der Haut an oder gelangen über eine Schmierinfektion in den Organismus. Staphylokokken werden oft vom Krankenhauspersonal zum Patienten übertragen. Sie lieben den vorderen Nasenbereich sowie den Bereich von Vagina und Damm. Von dort treten sie dann den Siegeszug auf angrenzende Bereiche an. Bei geschwächten und älteren Menschen, bei Diabetikern und Personen mit Wunden oder offenen Hautstellen (etwa bei Neurodermitis) haben die Bakterien leichtes Spiel. Staphylokokken sind Verursacher von Blutvergiftungen, Lungen- und Knochenmarks- oder Brustentzündungen, Wundinfektionen, Hirnhautentzündungen sowie eitrigen Hautentzündungen. Sie sind »üble Gesellen«, die lange an der Luft und auf Gegenständen überleben. Die meisten Stämme sind gegen Penicillin resistent, Magensäure macht ihnen nichts aus und sie sterben erst ab 60 °C.

MRSA

Die Abkürzung bedeutet »methicillin-resistenter Staphylococcus aureus«. Es handelt sich um einen besonderen Stamm der Staphylokokken, der gegen die meisten Antibiotika resistent ist. Ein intaktes Immunsystem hat mit ihm keine Schwierigkeiten, in Seniorenwohnheimen oder Krankenhäusern sieht es allerdings anders aus.

Das deutsche Bundesministerium für Gesundheit gibt an, dass jährlich 400 000 bis 600 000 Menschen an Keimen erkranken, die sie sich bei einer stationären oder ambulanten Behandlung »eingefangen« haben, 7500 bis 15 000 Menschen sterben jährlich daran.

Sehr viele davon sind auf MRSA zurückzuführen. Im europäischen Vergleich liegt Deutschland mit diesen Zahlen noch im unteren Durchschnitt.

Meningokokken (Neisseria meningitidis)

Die im Zellinneren lebenden, paarig angeordneten Meningokokken sind aerotolerant, kugelförmig und gramnegativ. Am liebsten lassen sie sich im Nasen-Rachen-Raum nieder und sind dort Verursacher schwerer Erkrankungen. Die Übertragung erfolgt über eine Tröpfcheninfektion und kann vor allem bei einem geschwächten Immunsystem weitreichende Folgen haben. Vermehren sich die Erreger und dringen in die Schleimhäute ein, kann das zu einer Hirnhautentzündung führen. Betroffen sind vor allem Säuglinge und Kleinkinder.

Gonokokken (Neisseria gonorrhoeae)

Auch hier handelt es sich um ein gramnegatives, paarig angeordnetes Bakterium, das unter anderem den sogenanten »Tripper« auslösen kann und sexuell übertragen wird. Manchmal verläuft die Infektion bei Frauen unbemerkt. Bei einer infizierten Frau kann bei der Entbindung der Erreger direkt auf das Kind übertragen werden und bei diesem zur Erblindung führen. Um dem vorzubeugen, wird auf Wunsch dem Neugeborenen Silbernitrat in die Augen geträufelt.

Kolibakterien (Escherichia coli)

Dieses gramnegative, stäbchenförmige Bakterium gehört durchaus zu einer gesunden Darmflora von Mensch und Tier, wo es unter anderem an der Vitaminproduktion beteiligt ist. Krank machende Unterarten von Kolibakterien werden vor allem durch Schmierinfektionen, verunreinigtes Wasser oder (ungegarte) Lebensmittel übertragen. Auch wenn die physiologisch vorhandenen Kolibakterien im Darm überhand nehmen, kann dies Schaden anrichten und zu Durchfallerkrankungen führen. Gelangen die »guten« Kolibakterien aus dem Darm in andere Bereiche des Organismus, können Infektionen die Folge sein, etwa eine Harnwegsinfektion. Kolibakterien begünstigen außerdem allgemein die Entstehung von Gallengang- und Bauchfellentzündungen.

TIPP

UNGETRÜBTES BADEVERGNÜGEN

Im Sommer laden Weiher und Flüsse zum Abkühlen ein. Doch oft ist das Wasser in der warmen Jahreszeit durch krank machende Kolibakterien verschmutzt, sei es durch Zuläufe mit Abwasser, von Äckern angespülte Gülle oder den Kot von Wasservögeln. Informieren Sie sich bei der Gemeinde über die aktuelle Wasserqualität!

Clostridien

Das anaerobe, grampositive, spindelförmige Bakterium lebt vor allem im Erdreich sowie im Darm von Menschen und Tieren. Die Unterart Clostridium tetani ist für den Wundstarrkrampf verantwortlich. Andere Unterarten können zu dem gefährlichen Gasbrand, zu Wundinfektionen, Bauchfellentzündung, Botulismus (Lebensmittelvergiftung) und vielen anderen Erkrankungen führen. Clostridien können nur unter Sauerstoffverschluss wachsen, allerdings sind sie in der Lage, Sporen zu bilden, durch die sie dann auch in einer für sie ungünstigen Umgebung überleben können.

Chlamydien

Es gibt drei bedeutende Arten dieses gramnegativen Bakteriums, das nur innerhalb von Zellen des Wirtes leben und sich vermehren kann:

- Chlamydia trachomatis wird meist auf sexuellem Weg oder über Schmierinfektion übertragen und löst vor allem Erkrankungen im Bereich der Harnwege und des Genitalbereiches aus. Unbehandelt können diese Erreger Unfruchtbarkeit, Eileiterschwangerschaften und Frühgeburten auslösen. Entzündungen der Harnröhre, der Gelenke, der Prostata oder Nebenhoden gehören ebenso zu den gefürchteten Folgen. Zu Beginn sind es meist nur leichte Beschwerden, sodass die Infektion leider oft spät erkannt wird.
- Chlamydia pneumoniae wird über eine Tröpfcheninfektion übertragen, diese Bakterien haben meist eine eher leichte Infektion der Atemwege zur Folge.
- Chlamydia psittaci wird meist per Tröpfcheninfektion durch Einatmen von infektiösem Vogelkot, durch Kontakt- beziehungsweise Schmierinfektion übertragen und kann zu einer Entzündung der Atemwege bis zu Leber- und Milzschwellung, Herzmuskelentzündungen oder Hirnentzündungen führen.

Salmonellen

Salmonellen sind aerotolerante, gramnegative stäbchenförmige Bakterien und entwickeln sich gehäuft in tierischen Produkten wie Eiern und Geflügelfleisch. Sie verursachen heftige Magen-Darm-Entzündungen (Gastroenteritis) mit Bauch- und Kopfschmerzen, Durchfall, Erbrechen und Fieber. Normalerweise wird das Immunsystem allein mit ihnen fertig, und die Symptome verschwinden wieder. Nur bei Risikogruppen (Kleinkinder, ältere oder immunschwache Menschen) oder bei sehr schweren Verläufen setzt man bei der Salmonellenenteritis Antibiotika ein.
Da die Ansteckung viel durch kontaminierte Lebensmittel geschieht, sind oft ganze Kindergärten, Altenheime oder Familien betroffen. Salmonellen sterben erst bei einer Erhitzung von über 70 °C. Salmonelleninfektionen treten gehäuft in der warmen Jahreszeit auf und sind meldepflichtig.

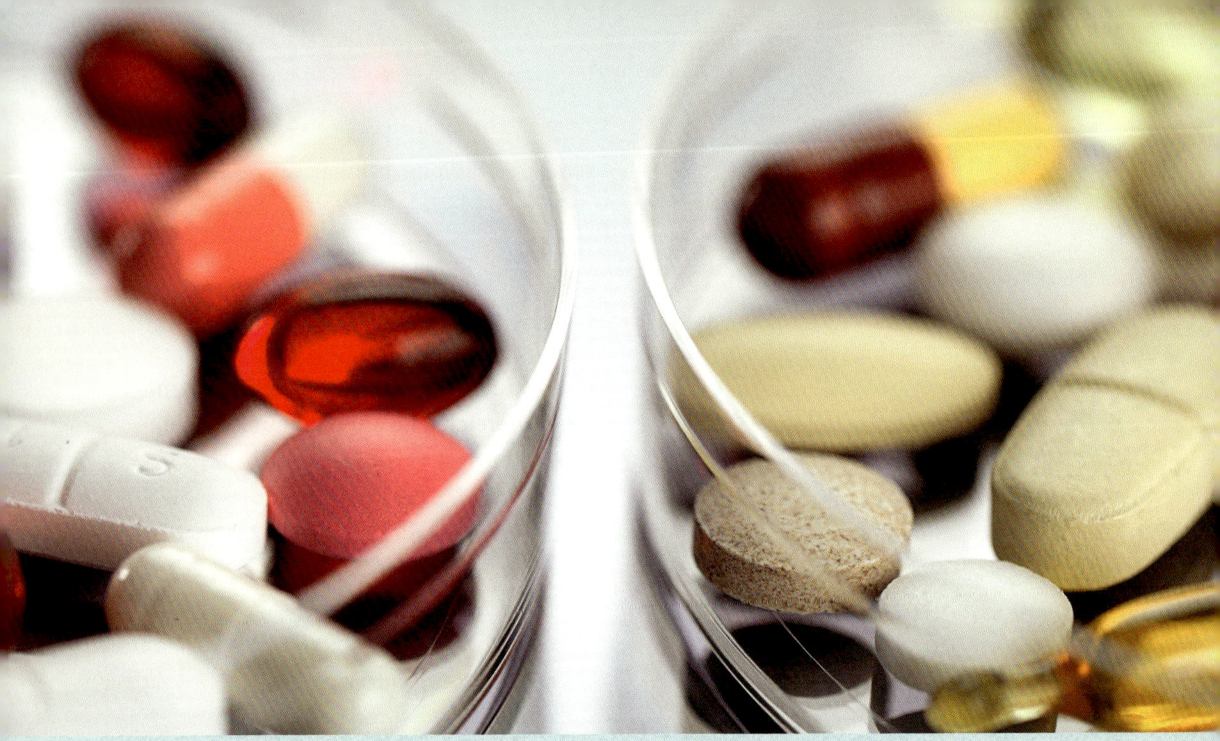

NUTZEN AUSSCHÖPFEN, RISIKEN MINIMIEREN

Der unkritische Einsatz von Antibiotika in der Medizin und auch in der Massentierhaltung (siehe Kasten rechte Seite) ist eine fragwürdige Fortsetzung der segensreichen Forschungen der Herren Gosio, Duchesne, Fleming, Flory und Chain ▸ **siehe ab Seite 8**. Die Medizin erfuhr mit der Entdeckung des Penicillins eine Revolution. Allerdings wurde auch schnell klar, dass der Einsatz von Antibiotika mit Bedacht erfolgen muss.

Gefährliche Resistenzen

Die Verabreichung chemischer Antibiotika kann zur Folge haben, dass Krankheitskeime dem Wirkmechanismus des Antibiotikums zu widerstehen lernen. Sie werden nun also weder im Wachstum gehemmt noch zerstört. Die zunehmenden Resistenzen machen die Therapie mit Antibiotika unberechenbarer. Es gibt zwei Formen von Resistenzen.

Primäre oder natürliche Resistenz

Diese besteht darin, dass ein Antibiotikum mit seinem Wirkstoff und Wirkspektrum nicht auf die vorliegende Art der Bakterien anspricht. Es ist also für dieses Bakterium schlicht nicht das richtige Mittel.

Sekundäre oder erworbene Resistenz

Sie liegt dann vor, wenn das verordnete Mittel eigentlich auf die Bakterienart gut anspricht, aber seine Wirksamkeit verloren hat. Das kann durch eine spontane Änderung der Erbsubstanz des Bakteriums geschehen. Auch kann sich die Zellmembran so verändern, dass das Antibiotikum die Wand nicht mehr »durchlöchern« kann. Vielleicht hat das Bakterium aufgrund seiner Wandlungsfähigkeit auch seinen Stoffwechsel umgestellt, sodass das Antibiotikum die Zellvermehrung nicht mehr stören kann. Ist eine Bakterie resistent, sind ihre »Nachkommen« es auch: Sie produziert durch Teilung fortan nur noch Bakterien mit denselben Resistenzen.

Resistente Bakterien können auch von Mensch zu Mensch weitergegeben werden. So kann es sein, dass bei einer Erkrankung ein Antibiotikum unter Umständen nicht wirkt, obwohl der Erkrankte selbst es nie zuvor eingenommen hat.

Wenn resistente Bakterien unserer körpereigenen Abwehr entwischen, können sie sich unbemerkt irgendwo im Körper einquartieren oder sich ungehindert vermehren und somit neue Infektionen auslösen. Erschwerend kommt noch dazu, dass eine Resistenz gegen einzelne Wirkstoffe schnell zu einer Resistenz gegen die gesamte Wirkstoffgruppe wird. Das nennt man Kreuzresistenz.

Die sekundären Resistenzen im medizinischen Bereich sind auf einen unbedachten Einsatz von Antibiotika zurückzuführen, die zu schnell verschrieben und teils zu gering dosiert werden, sodass das ein oder andere Bakterium »entwischt« und in einer Nische des Körpers auf seine große Stunde wartet. Den gleichen Effekt haben auch zu früh abgesetzte Antibiotika.

INFO

ANTIBIOTIKA IN DER TIERHALTUNG

Antibiotika werden in der Massentierhaltung zur Vermeidung von Seuchen eingesetzt. Über den Verzehr tierischer Produkte und tierische Ausscheidungen in der Umwelt gelangen sie in unseren Körper. Mit zunehmender Bewusstwerdung der Problematik hat der Gesetzgeber im Jahr 2006 zumindest den Einsatz als Wachstumsförderer verboten. Dennoch werden in Deutschland laut offiziellen Angaben Tausende Tonnen Antibiotika pro Jahr an Tierärzte abgegeben.

Wie Antibiotika unser Immunsystem schwächen können

Der Darm ist die direkte Verbindung unseres Immunsystems zu unserem gesamten Organismus. Ist der Darm geschädigt, wird unsere Abwehr instabil. Vor allem im Dickdarm befindet sich eine Vielzahl von verschiedenen »guten« Bakterien, die in ihrer Gesamtheit dafür sorgen, dass krank machende Keime wie Bakterien, Viren und Pilze abgewehrt werden. Die »guten« Bakterien liegen wie Gesundheitspolizisten auf der Lauer und verhindern, dass schädliche Keime oder ihre Abbauprodukte in den Organismus gelangen. Zudem stellt der Darm Verdauungsenzyme bereit, die dafür sorgen, dass der Organismus die nützlichen Bestandteile der Nahrung aufnehmen und optimal verwerten kann: ebenfalls eine wichtige Voraussetzung für Gesundheit, Fitness und Wohlbefinden.

Dysbakterie: aus der Balance geratene Bakteriengemeinschaft

Eine zu langfristige oder zu oft wiederholte Gabe von Antibiotika gegen Krankheitserreger zerstört auch unsere physiologischen, »guten« Darmbakterien zum Teil. Einerseits gerät die natürliche Bakteriengemeinschaft unserer Darmschleimhaut aus dem Gleichgewicht, sodass die »guten« Bakterien sich gegenseitig bekämpfen. Sie werden auf diese Weise selbst zu Krankheitserregern. Zum anderen können sich gegen Antibiotika resistent gewordene Bakterien ▸ **siehe Seite 22** sprunghaft vermehren und den Darm besiedeln. Bei einer solchermaßen aus dem Gleichgewicht geratenen Bakterienlage innerhalb des Darms spricht man von einer Dysbakterie. Diese hat fatale Folgen:

- In die entstandenen »Lücken« unserer Abwehr können sich krank machende Bakterien, Viren und Pilze hineinsetzen, somit in unseren Organismus gelangen und uns krank machen. Unser Abwehrsystem ist dann geschwächt.
- Zusätzlich kommen die schädlichen Stoffwechselprodukte der Bakterien in unseren Organismus.
- Die wichtigen Nährstoffe aus der Nahrung, die ein gesunder Darm normalerweise vollständig verwertet und dem Organismus zur Verfügung stellt, können nicht mehr ausreichend aufgenommen werden. So kommt es zur Unterversorgung mit Nährstoffen wie Vitaminen, Mineralstoffen und sekundären Pflanzenstoffen, die uns ebenfalls schwächt und uns krankheitsanfälliger macht.

In der Folge lässt der nächste Infekt oft nicht lange auf sich warten, was wieder die Gabe eines Antibiotikums nach sich zieht, den Organismus und die Darmflora erneut schwächt. So geraten wir in einen Teufelskreis aus immer wiederkehrenden Infekten, Antibiotika, geschwächter Abwehr und eventuell auch resistenten Erregern.

Der sinnvolle Einsatz chemischer Antibiotika

Ein relativ intaktes Immunsystem wird mit Bakterien ebenso wie mit Viren und anderen Erregern normalerweise problemlos fertig. Ruhe, Wärme, Zeit, eine vitaminreiche Ernährung und die Unterstützung durch leichte, möglichst natürliche Medikamente tun ein Weiteres, um unsere Genesung zuverlässig voranzutreiben.

Fieber: eine wichtige Reaktion unseres Immunsystems

Fieber ist keineswegs immer ein Grund für die Gabe eines Antibiotikums. Die Erkrankung besteht nicht in der höheren Körpertemperatur, diese ist vielmehr eine heilende Reaktion unseres Körpers, die Antwort unseres Organismus auf die Krankheit.
Fieber beschleunigt einige Stoffwechselprozesse im Körper und führt so dazu, dass unser Abwehrsystem den Siegeszug gegen den Krankheitserreger meist erfolgreich antritt. Das Fieber zu unterdrücken bedeutet, dass wir unserem Körper die Möglichkeit nehmen, seine Immunabwehr »hochzufahren«. Nur wenn das Fieber über 39,5 °C steigt, plötzlich eintritt, länger anhält und die Ursache unklar ist oder wenn starke Beschwerden beziehungsweise ein schlechter Allgemeinzustand dazukommen, besteht Handlungsbedarf. Auch Kinder mit Neigung zum Fieberkrampf sollten bei Fieber umgehend dem Arzt vorgestellt werden, der dann entscheidet, ob in diesem Fall ein Antibiotikum sinnvoll ist.

Einfache Infektionen: Meist heilen sie von selbst ab

Viele einfache Infektionen, für die heute der Rezeptblock zur Verschreibung eines Antibiotikums gezückt wird, haben eine nicht bakterielle Ursache. Oft handelt es sich um Viren als Erreger. Antibiotika haben auf Viren keinen Einfluss. Wichtig ist daher, erst einmal herauszubekommen, um welche Erregerart es sich handelt.

Die goldene Regel für den Einsatz von Antibiotika: So wenig wie nötig, so gezielt wie möglich.

Die meisten Rachen- oder Bronchienentzündungen lassen sich beispielsweise auf Viren und nicht auf Bakterien zurückführen. Nehmen wir in einem solchen Fall ein Antibiotikum ein, haben wir keinen Nutzen, sondern nur unerwünschte Nebenwirkungen. Außerdem fördert jedes unnötig eingenommene Antibiotikum die Resistenzbildung ▸ **siehe Seite 22** der Bakterien und trägt dazu bei, dass die Wirksamkeit dieser im Krankheitsfall lebenswichtigen Medikamente massiv nachlässt.

Vorschnelle Verschreibung

Warum verschreiben immer noch so viele Ärzte ohne genaue Ursachenforschung ein Antibiotikum und nehmen dabei die Bildung von Resistenzen in Kauf? Ein Teil der Verantwortung liegt sicher auch bei uns Patienten. Wie häufig meinen wir, am nächsten Tag unbedingt wieder leistungsfähig sein zu müssen, nehmen uns nicht die Zeit, uns auszuruhen, zu pflegen (oder pflegen zu lassen) und uns gesund zu schlafen? Unsere Erwartungshaltung gegenüber dem Arzt und dem verordneten Medikament ist meist sehr groß.
Ein anderer Grund der vorschnellen Verschreibung von Antibiotika liegt darin, dass die meisten Ärzte zuvor keinen Labor-Check machen lassen. Um herauszufinden, ob es sich bei unserer Erkrankung um Viren oder Bakterien handelt, bedarf es der Analyse von Abstrich oder Sekret in einem Labor. Bis zum Ergebnis dauert es einige Zeit. Oft wollen weder der Arzt noch wir bis zur genauen Analyse warten, auch wollen wir den Weg zum Arzt nicht am nächsten Tag wieder machen. Das führt dazu, dass meist auf Verdacht, also ohne genaue Laborergebnisse, Antibiotika verschrieben werden. Dabei wäre es hilfreich, diese Zeit zu nutzen und zu schauen, ob nicht auch ohne Antibiotika eine Linderung eintritt. Wenn das nach zwei bis drei Tagen nicht der Fall ist, kann der Arzt immer noch – und diesmal mit den Laborergebnissen – zielgenau ein Medikament verschreiben.

Deshalb sollten wir als mündige Patienten vor einer Antibiotikaverschreibung auf eine Laboruntersuchung und eine genaue Indikationsstellung drängen.

Wahl des richtigen Mittels

Wie Sie ▸ **siehe ab Seite 12** gelesen haben, sprechen nicht alle Bakterien auf alle Antibiotikaarten an. Steht fest, dass es sich um eine bakterielle Infektion handelt, sollten Sie Ihren behandelnden Arzt bitten, ein möglichst genau passendes Antibiotikum zu finden. Breitbandantibiotika, deren Wirkstoffe viele verschiedene Arten von Bakterien hemmen oder zerstören, sollten nur im absoluten Notfall eingesetzt werden, da sie die gesunde Bakteriengemeinschaft im Darm nachhaltig (zer)stören.

Superinfektionen bekämpfen

Von einer Super- oder Sekundärinfektion spricht man, wenn sich auf eine vorhandene Infektion eine zweite legt – zum Beispiel wenn sich bei einer relativ harmlosen Erkältung, die von Viren ausgelöst wurde, Bakterien oder weitere Viren auf unseren geschwächten Schleimhäuten niederlassen. Es geht uns zunehmend schlechter, der Schleim in Nase und Bronchien ist gelblich und zähfließend. Spätestens dann ist es Zeit, zum Antibiotikum zu greifen!
Durch die Gabe eines Antibiotikums bereits im Vorfeld würden diese Komplikationen verhindert. Meist schießt man dann aber

mit Kanonen auf Spatzen. Besser als vorbeugende Maßnahme und ebenso wirkungsvoll ist es, warm eingepackt im Bett zu bleiben und sich auszuruhen. Tees mit antibiotisch wirkenden Kräutern ▸ **siehe ab Seite 42** unterstützen die Heilung. Im Einzelfall muss abgeklärt werden, ob die Gabe eines Antibiotikums nicht doch sinnvoll ist, etwa wenn die Bakterien bereits im Körper sind und nur darauf warten, sich auf die virengeschwächten Schleimhäute zu setzen.

Mit Verstand einnehmen

Lässt sich die Einnahme eines Antibiotikums nicht vermeiden, sollten Sie auf Folgendes achten, um eine optimale Wirkung bei minimalen Nachteilen zu erzielen:

- Wichtig ist die engmaschige Zusammenarbeit mit dem Arzt und seine Kontrolle des Heilungsverlaufs.
- Keine Selbsttherapie mit Antibiotika! Reste müssen bei der Apotheke entsorgt werden (nicht im Hausmüll!) und dürfen nie ohne Verschreibung wieder eingenommen werden, denn es handelt sich womöglich nicht um das richtige Mittel. Es besteht die Gefahr, dass es nicht wirkt, in falscher Sicherheit wiegt und die Infektion sich ausbreitet. Zudem sind unnötige Nebenwirkungen und Resistenzbildung möglich.
- Antibiotika müssen genau nach Vorschrift eingenommen werden! Wird das Medikament zu selten eingenommen oder vorzeitig abgesetzt, steigt die Gefahr von Resistenzbildung und Rückfall. Fühlt sich der Patient bereits besser, dauert es noch einige Tage, bis alle Bakterien eliminiert sind.
- Den Beipackzettel genau lesen, vor allem hinsichtlich möglicher Wechselwirkungen mit Medikamenten (etwa der Antibabypille) und Lebensmitteln (wie Milch, Alkohol).
- Manche Antibiotika werden vom Mineralstoff Kalzium in ihrer Wirkung gehemmt. Nehmen Sie die Mittel daher grundsätzlich mit klarem Wasser ein.
- Bei Verdacht auf eine Allergie, etwa Hautjucken, sofort zum Arzt oder in die Notaufnahme des Krankenhauses, es könnte sich um einen anaphylaktischen Schock handeln ▸ **siehe Seite 13**!

TIPP

ANTIBIOTIKUM: JA ODER NEIN?

Bei der Entscheidung helfen folgende Fragen, die Sie gemeinsam mit Ihrem Arzt beantworten:

- Wie geschwächt ist das Immunsystem bereits (sind Sie zum Beispiel oft müde oder häufig erkältet)?
- Wie hoch ist die Wahrscheinlichkeit einer Komplikation?
- Wie viel Angst haben Sie vor einer Komplikation?
- Ist es möglich, dass Sie sich zirka eine Woche lang schonen können?

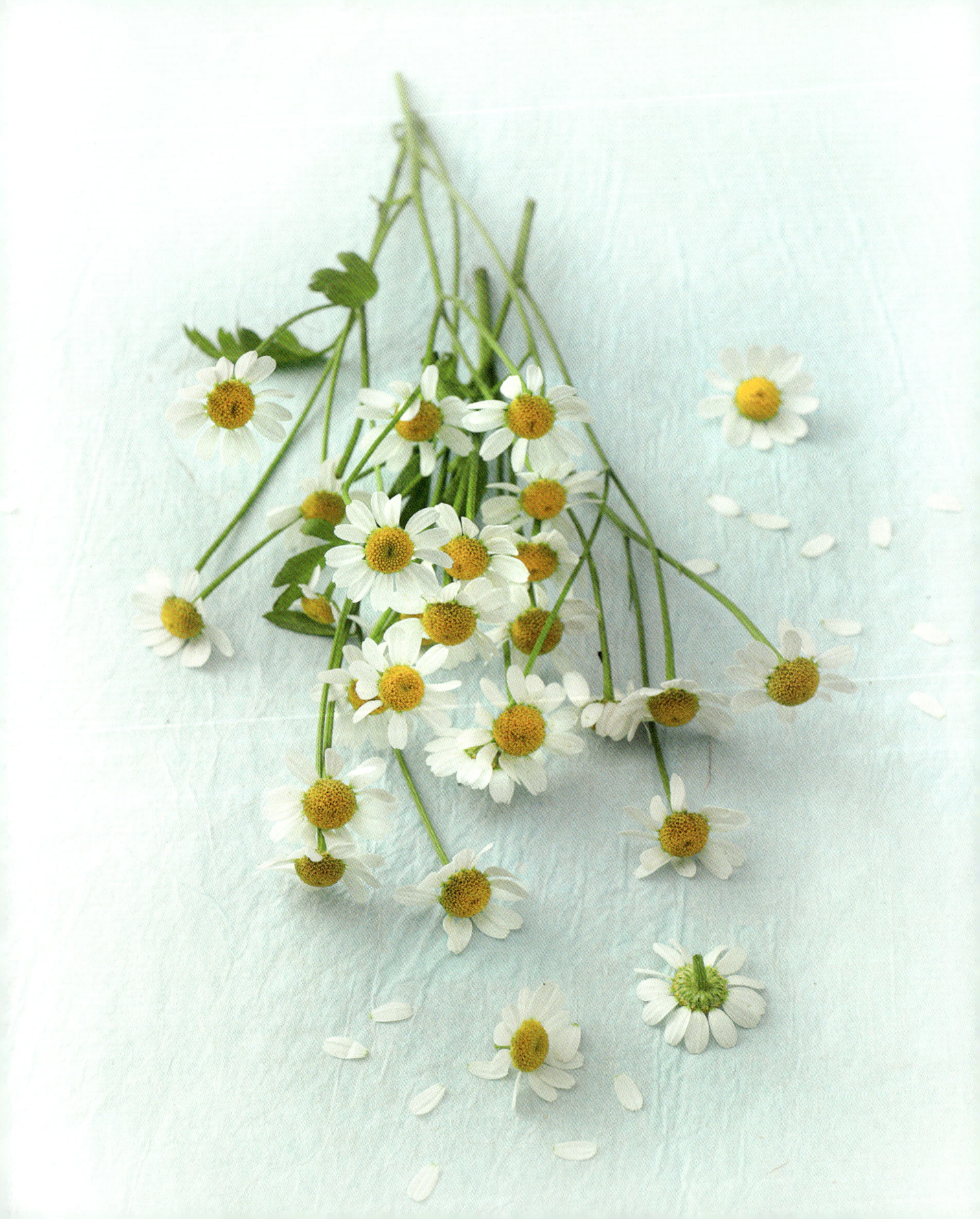

NATÜRLICHE ANTIBIOTIKA

NICHT IMMER BRAUCHEN WIR UNBEDINGT EIN CHEMISCHES ANTIBIOTIKUM. DAS PFLANZENREICH VERFÜGT ÜBER VIELE WIRKUNGSVOLLE HEILMITTEL, DIE UNSER IMMUNSYSTEM OHNE UNERWÜNSCHTE NEBENWIRKUNGEN STÄRKEN.

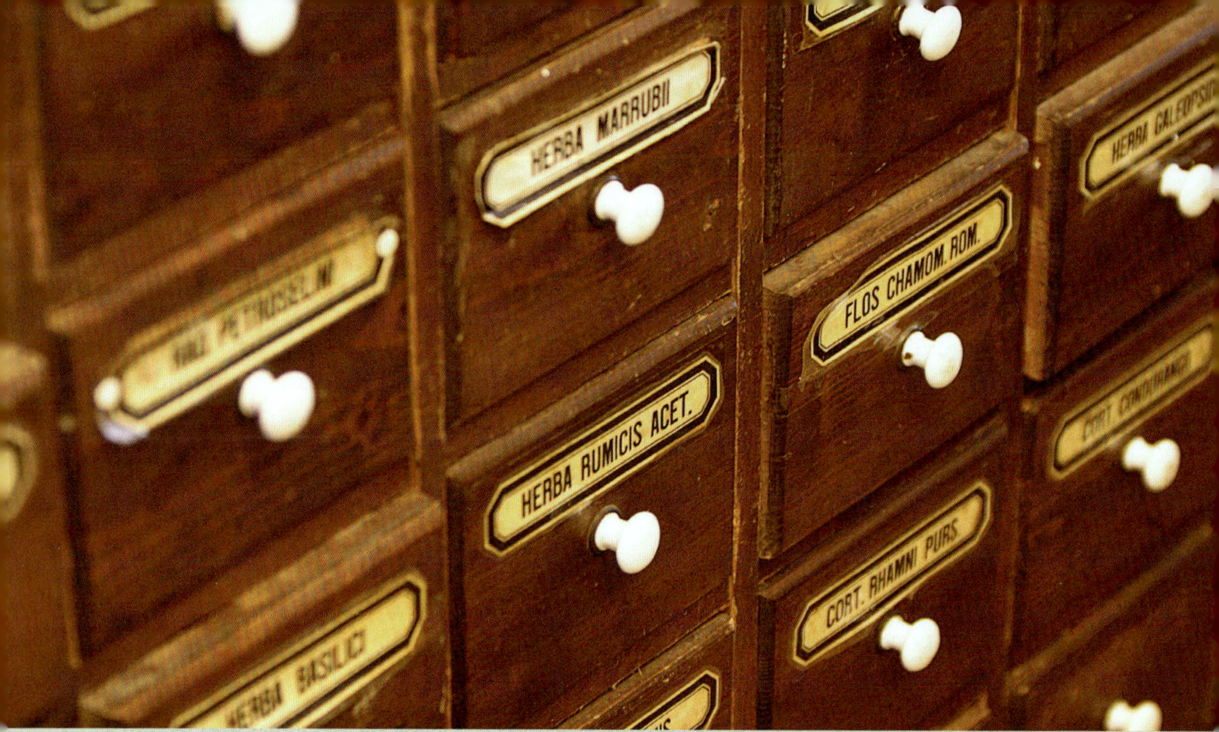

WIE PFLANZLICHE HEILMITTEL WIRKEN

Es gibt Zeiten, da erfreuen wir uns bester Gesundheit, obwohl viele Menschen um uns herum niesen und schniefen, husten, keuchen und heiser sind. Nicht jeder pathogene (krankheitserregende) Keim, der an unserer Nase vorbeistreift, macht uns also krank. Woran liegt das?

Ob wir erkranken, hängt mit der Menge von Erregern zusammen, denen unser Organismus ausgesetzt ist. Außerdem ist es von entscheidender Bedeutung, wie gut unsere körpereigene Abwehr in der Lage ist, die pathogenen Keime, die versuchen, sich in unseren Organismus einzunisten, zu eliminieren. Aber welche Faktoren schwächen unsere Abwehr, und was können wir tun, um unser Immunsystem (wieder) auf Trab zu bringen beziehungsweise zu halten? Hierbei können pflanzliche Mittel einen sehr wertvollen Beitrag leisten.

Die Abwehrkräfte unterstützen

Unser Organismus und seine Abwehrkräfte werden erheblich geschwächt, wenn wir dauernd gestresst sind, zu wenig Schlaf oder zu wenig Bewegung haben, wenn also die Balance zwischen Arbeiten, Ausruhen und Freizeit nicht stimmt. Oft wird unterschätzt, welche negativen Folgen es für unser Immunsystem haben kann, wenn wir beispielsweise unzufrieden sind mit unserer Arbeitssituation, in unseren Beziehungen leiden, Geldsorgen haben, uns in unserem Zuhause nicht wohl fühlen oder ständiger Lärmbelastung ausgesetzt sind.

Auch die Ernährung spielt eine wichtige Rolle: Wer meist unter Zeitdruck isst, dem Körper oft Süßes und Fettes statt Frisches und Vitalstoffreiches zuführt, nimmt der körpereigenen Abwehr die Möglichkeit, sich zu formieren, um den eindringenden Keimen Einhalt zu gebieten.

Hierin liegen schon einmal zwei Anhaltspunkte, wie wir unsere körpereigene Abwehr stärken können. Doch was tun, wenn es trotzdem zu einer Erkrankung kommt?

Pflanzenheilmittel: wie sie uns stärken, statt zu schwächen

Wenn unsere Abwehr in sich zusammenbricht, haben die krank machenden Keime in unserem Körper leichtes Spiel. Aufgrund mangelnder Verteidigung sind den Bakterien, Viren und Pilzen Tür und Tor geöffnet. Sind sie erst in unserem Organismus, können sie sich auf unseren Schleimhäuten niederlassen und beginnen von dort ihr Unwesen zu treiben. Wenn es so weit gekommen ist, spricht auf den ersten Blick vieles dafür, dass wir uns vom Arzt ein Antibiotikum verschreiben lassen: Wir sind schnell wieder gesund, fühlen uns besser und sind wieder »einsatzfähig«. Aber sind wir wirklich gesund, nur weil den krank machenden (und mit ihnen vielen nützlichen) Bakterien der Garaus gemacht wurde? Geht es uns wirklich besser, und wie lange hält das an?

Auf Seite 24 haben Sie es bereits gelesen: Abgesehen davon, dass sich unter bestimmten Umständen resistente Keime bilden können, nehmen wir unserem Körper mit den meist schnell wirkenden verschreibungspflichtigen Antibiotika die Möglichkeit, sich selbst zu helfen und langfristig zu heilen – dabei könnten wir gerade dadurch gestärkt aus der Krankheit hervorgehen und uns auch bei neuen Keimen erfolgreich zur Wehr setzen. Nach der Einnahme von künstlichen Antibiotika haben wir die Krankheit zwar überstanden, unser Körper und unsere körpereigene Abwehr sind allerdings geschwächt, und zwar in zweierlei Hinsicht: erstens von der überstandenen Krankheit und zweitens von den Folgen des eingesetzten Antibiotikums – vor allem der Tatsache, dass Antibiotika auch den »guten« Bakterien in unserem Körper schaden. Kommt nun ein neuer

Keim des Weges, hat unser Immunsystem kaum die Kraft, sich der neuen Herausforderung zu erwehren. Künstliche Antibiotika unterstützen oder fördern also keineswegs unsere körpereigenen Selbstheilungskräfte, sondern eliminieren lediglich die Bakterien. Pflanzliche Heilmittel unterstützen dagegen unsere Gesundheit und die natürlichen Funktionen unseres Körpers. Oft bessert sich unter der Einnahme pflanzlicher Mittel bereits unser Allgemeinbefinden, obwohl objektiv betrachtet die Anzahl der Bakterien oder Viren sich noch gar nicht verringert hat. Wir schlafen besser, fühlen uns kräftiger und nicht ganz so dem Unbill der Erkrankung ausgeliefert. Wir bekommen das Gefühl, selbst aktiv für unsere Genesung einstehen zu können, indem wir uns die Zeit für ein Fußbad, Gurgeln, die Teezubereitung oder den Wickel nehmen.

Pflanzen vermindern nicht nur die Bakterienanzahl. Sie helfen unserem Körper auch, sein Abwehrsystem wieder aufzubauen, damit es uns auch bei der nächsten Attacke hilfreich und effektiv zur Seite stehen kann. Pflanzliche Heilmittel wirken auf vielerlei Weisen, zum Beispiel folgende:

- Sie unterstützen die Leber, unser wichtigstes Entgiftungsorgan.
- Sie versorgen den Organismus mit Vitaminen, Mineralstoffen.
- Sie stärken die Darmschleimhaut, sodass sie die »guten« Bakterien von den »schlechten« unterscheiden kann.
- Sie sorgen dafür, dass unser Körper gut durchspült wird: So können Abfallstoffe ihn verlassen, etwa die Reste abgestorbener Krankheitserreger.
- Sie tragen zu einer guten Wundheilung bei, indem sie für eine gute Desinfektion und Hautneubildung sorgen.

Mit ihren vielfältigen Wirkweisen tragen Pflanzen dazu bei, dass wir eine Krankheit nicht nur überstehen, sondern auch gestärkt daraus hervorgehen. Der Körper wird mit den Erregern besser fertig und schafft es zudem, mit möglichen neuen Erregern besser umzugehen. Mit Pflanzen kommen wir etwas langsamer, aber gesünder und kraftvoller ans Ziel – immer vorausgesetzt, dass ein künstliches Antibiotikum nicht zwingend erforderlich ist ▸ **siehe Seite 13**!

Antibiotische Inhaltsstoffe der Pflanzen

Seit vielen Tausend Jahren wissen Menschen um die Heilkräfte von Pflanzen. Es ist beeindruckend, was die Natur zahlreichen Pflanzen an Heilwirkungen mitgegeben hat. Dabei sind nicht einzelne Inhaltsstoffe für die Wirkung verantwortlich: Es ist immer das feine Zusammenspiel vieler, teils noch unerforschter Stoffe, das uns bei bestimmten Erkrankungen so wirkungsvoll hilft.

Nicht selten werden Wissenschaftler enttäuscht, wenn sie meinen, den einen wirksamen Stoff in einer Pflanze gefunden zu haben: Sie extrahieren ihn und beginnen vielschichtige Studien mit diesem Stoff, doch oftmals sind die Ergebnisse unbefriedigend. Die heilbringende Wirkung der Pflanze kann nicht immer bis ins Letzte wissenschaftlich erklärt und in Studien nachgewiesen werden. Oft hat das zur Folge, dass die ganze Pflanze als wirkungslos dargestellt wird und man die dennoch teilweise eintretende erleichternde Wirkung lediglich als Placeboeffekt diffamiert.

Uraltes Wissen

Statt eingehend die Inhaltsstoffe zu erforschen, achteten unsere Altvorderen auf die »Signatur« einer Pflanze: Sie schlossen von ihrem Äußeren wie Farbe, Wuchs- oder Blattform auf die inneren Heilwirkungen. Pflanzenheilkundige widmeten sich lebenslangen Studien der Pflanzen sowie der Gestirne: Die Planetenprinzipien beschrieben ihnen das Werden und Vergehen alles Lebendigen, und in Krankheiten sahen sie ein Übermaß oder einen Mangel an einer Planeteneigenschaft. Jede Pflanze wurde einem oder mehreren Planeten zugeschrieben. Diesem Wissen wurde lange Zeit keine Beachtung mehr geschenkt, doch heute erfährt es eine Renaissance: In unserer von der Wissenschaft dominierten Welt räumen wir den Zusammenhängen in der Natur wieder mehr Platz ein, wie die steigende Nachfrage nach pflanzlichen Heilmitteln zeigt oder auch nach Kursen wie Kräuterspaziergängen.

Heilpflanzen enthalten Tausende verschiedene Wirkstoffe. Jede Pflanze bietet ihre ganz eigene Kombination, die sie für die Anwendung bei bestimmten Beschwerden prädestiniert. Damit Sie sich einen kleinen Einblick in die Winkelzüge der Natur verschaffen können, finden Sie im Folgenden die wichtigsten in Heilpflanzen vorzufindenden Wirkstoffgruppen, innerhalb deren es viele Überschneidungen gibt.

INFO

MIT RESPEKT ANWENDEN

Pflanzliche Heilmittel sollten achtsam eingesetzt werden. »Natürlich« ist nicht gleichbedeutend mit »ungefährlich«, und bei Pflanzenheilmitteln ist weniger oft mehr. Auch müssen mögliche Unverträglichkeiten (etwa eine Allergie gegen Korbblütler; besprechen Sie dies mit Ihrem Therapeuten), Nebenwirkungen und Kontraindikationen berücksichtigt werden. Leider werden immer mehr Pflanzen als gefährlich aus dem Handel gezogen, etwa die wichtigen Heilmittel Kava-Kava, Beinwell, Arnika oder Pestwurz. Ihre Wirkstoffe sind bei zu hoher Dosierung oder zu langer Einnahme tatsächlich schädigend, doch gilt dies für jedes Medikament.

Ätherische Öle

Ätherische Öle sind komplexe Gemische von fettlöslichen, leicht flüchtigen Stoffen. Pflanzen, die stark aromatisch, scharf oder bitter schmecken, enthalten meist viel ätherisches Öl. Den Pflanzen dienen die Öle als Fraßschutz und zum Vertreiben von Insekten und Schädlingen, ebenso können sie Viren und Schimmelpilze in ihrem Wachstum hemmen. In den Blüten haben sie die Aufgabe, Insekten anzulocken und »Wegweiser« zu Nektar und Pollen zu sein.
In der Behandlung beim Menschen haben ätherische Öle entkrampfende, antimikrobielle und durchblutungsfördernde Eigenschaften. Eingesetzt werden sie bei grippalen Infekten, Krämpfen im Verdauungssystem, bei Verletzungen des Bewegungsapparates und rheumatischen Störungen.

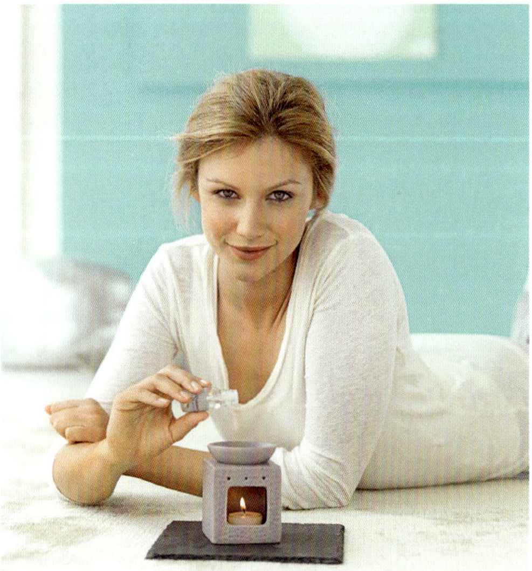

Ätherische Öle duften nicht nur toll, sie sind auch ein wichtiger Inhaltsstoff von Heilpflanzen.

Schleimstoffe

Schleimstoffe haben die Eigenschaft, in Wasser aufzuquellen, was eine schleimige, fadenziehende Flüssigkeit ergibt. Lösliche Schleimstoffe bilden einen dünnen Film auf unseren Schleimhäuten, eine Schutzschicht, die reizenden Substanzen Einhalt gebietet und einsetzende Entzündungszeichen abmildert. Unlösliche Schleimstoffe können zum Beispiel Bakterien aufnehmen und sie über den Stuhl aus dem Körper transportieren. Schleimstoffhaltige Pflanzen werden oft wirkungsvoll bei Magen-Darm-Erkrankungen, Bronchitis und Husten eingesetzt.

Polysaccharide

Die vielfältigen Schleimstoffe haben eines gemeinsam: Sie bestehen überwiegend aus diesen Kohlenhydraten (aufgrund ihrer Molekülstruktur Mehrfachzucker genannt). Sie spielen auch eine wichtige Rolle als Nährstoffe und Reservestoffe: Energiereserven, die im Körper gespeichert und später wieder in den Stoffwechsel abgegeben werden können. Polysaccharide sind je nach »Spezialisierung« zum Beispiel in der Lage, Wasser zu binden und eine Art Gel zu bilden. Sie können auch sättigend wirken, ohne den Blutzuckerspiegel zu beeinflussen.

Flavonoide

Die Flavonoide sind eine wichtige Gruppe der sogenannten sekundären Pflanzenstoffe, deren vielfältige positive Wirkungen längst nicht komplett erforscht sind. Sie kommen in der Pflanze als Farbstoffe vor und zeigen teilweise in vitro – also im Labor außerhalb eines lebenden Organismus – antibiotische Eigenschaften. Sie schützen die Kapillare, unsere feinsten, kleinsten Blutgefäße, die unsere Organe durchziehen und unentbehrlich für den Stoffwechsel sind. Einige Flavonoide wirken durchblutungsfördernd, entkrampfend und haben einen positiven Effekt auf das Herz-Kreislauf-System. Sie unterstützen die Leber, sind entzündungshemmend und dienen uns bei der Durchspülungs- und Entgiftungstherapie. Sie sind nicht nur in Kräutern, sondern auch in den Randschichten und Schalen von Obst und Gemüse enthalten.

Gerbstoffe

Sie wirken zusammenziehend, austrocknend, entzündungshemmend, antibakteriell, antiviral und giftneutralisierend. Zusätzlich dichten sie die Zellmembran ab. Das erschwert den Bakterien das Eindringen in die Zelle und somit ihre Schädigung. Gerbstoffe schützen die Haut und Schleimhaut und fördern die Blutgerinnung. Sie hemmen die Freisetzung des Gewebshormons Histamin, das für allergische Reaktionen verantwortlich ist. Gerbstoffhaltige Pflanzen dürfen nicht zu hoch dosiert werden, da sie dann eine Überreaktion des Magens hervorrufen können, was zu Übelkeit und Erbrechen führen kann.

Bitterstoffe

Sie wirken reflektorisch über die Mundschleimhaut. Das bedeutet, dass wir diese Stoffe oral einnehmen müssen, die Mundschleimhaut reagiert umgehend und sendet Informationen zum Beispiel an die Magenschleimhaut, die dann ihrerseits verschiedene Prozesse in Gang bringt. Dies gelingt nur mit einem Tee oder einer Tinktur. Bei Tabletten oder Kapseln, die sich erst im Magen auflösen, bleibt die reflektorische Reaktion aus. Bitterstoffe fördern einerseits die Verdauung durch Anregung der Magensaft- und Gallenproduktion und andererseits die Beweglichkeit der Muskeln im Verdauungstrakt. Auch als Unterstützung beim Abnehmen eignen sich bitterstoffhaltige Pflanzen. Einige Bitterstoffe können pathogene Keime wie Bakterien und Pilze bekämpfen, wirken blutdrucksenkend und unterstützen sogar die Insulinproduktion. Sie werden vor allem zur Anregung der Gallen- und Magensaftproduktion genutzt. Zu ihnen gehören auch die Monoterpene, Sesquiterpene, Diterpene und Triterpene. Das Gemüse früherer Zeiten war wesentlich reicher an Bitterstoffen, denn aus vielen Gemüse- und Obstsorten und anderen Nahrungsmitteln ist zugunsten eines »milderen« Geschmacks der Großteil der Bitterstoffe herausgezüchtet worden, etwa bei Endivien, Chicorée oder Grapefruits.

Glykoside

Diese speziellen Bitterstoffe werden vor allem unterstützend bei Herzschwäche eingesetzt. Herzglykoside (etwa aus Fingerhut) sind giftig und nur in rezeptpflichtigen Arzneien anwendbar. Senfölglykoside (Glukosinolate) dagegen kommen in Gemüsesorten wie Kohl oder Rettich vor. Sie haben eine antimikrobielle Wirkung und unterstützen unser Immunsystem. Äußerlich angewandt sind sie vor allem durchblutungsfördernd. Iridoidglykoside wiederum dienen der Pflanze als Abwehr und sind ebenfalls antimikrobiell und entzündungshemmend.

Saponine

Hauptwirkstoff der Saponine sind bestimmte Glykoside. Sie dienen vor allem als Emulgatoren, das heißt, sie helfen, vom Organismus schwer aufnehmbare Stoffe zu lösen und verwertbar zu machen. Sie verflüssigen Schleim und regen so die Drüsensekretion an. Einige Saponine wirken antiviral, antibakteriell und pilzwidrig, aber auch entzündungshemmend und venenstabilisisernd.

Alkaloide

Bei vielen, aber nicht allen Alkaloiden handelt es sich um Bitterstoffe ▸ **siehe Seite 35**. Alkaloide sind (giftige) Rauschmittel, sie kommen in bekanntermaßen giftigen Pflanzen wie Tollkirsche, Bilsenkraut, Herbstzeitlose oder Erdrauch vor. Alkaloide wirken auf das zentrale Nervensystem, meist dürfen sie als reine Droge für die innere Anwendung nicht genutzt werden und sind nur in homöopathischen Potenzen in den Apotheken erhältlich. Viele Alkaloidpflanzen wurden früher als Hexenpflanzen bezeichnet.

> **Die Natur ist die beste Apotheke.**
>
> SEBASTIAN KNEIPP

Cumarine

Diese sekundären Pflanzenstoffe haben vor allem abschwellende, kreislauf- und durchblutungsfördernde Eigenschaften. Einige Cumarine verstärken die Lichtwirkung oder hemmen Entzündungen. Cumarine sind in höheren Dosen gesundheitsschädlich und können Kopfschmerzen, Übelkeit und Erbrechen bis zu Atemstillstand und Koma hervorrufen. Es ist daher ratsam, diese Drogen mit Vorsicht anzuwenden. Cumarine hemmen die Blutgerinnung und werden zur Prophylaxe bei Thromboseneigung und Schlaganfallrisiko eingesetzt. Das bekannteste Beispiel aus dem Pflanzenreich ist der Waldmeister, für dessen typischen Duft Cumarine verantwortlich sind. War er früher viel in Eis und Getränken enthalten, gelten heute strenge Regeln für seine Verarbeitung.

JEDE HEILPFLANZE IST EINE KLEINE APOTHEKE

Die individuelle Vielfalt der Inhaltsstoffe ist die Schatztruhe einer jeden Heilpflanze. Überzeugen Sie sich am Beispiel der Großen Kapuzinerkresse (siehe Seite 56), der »Heilpflanze des Jahres 2013«!

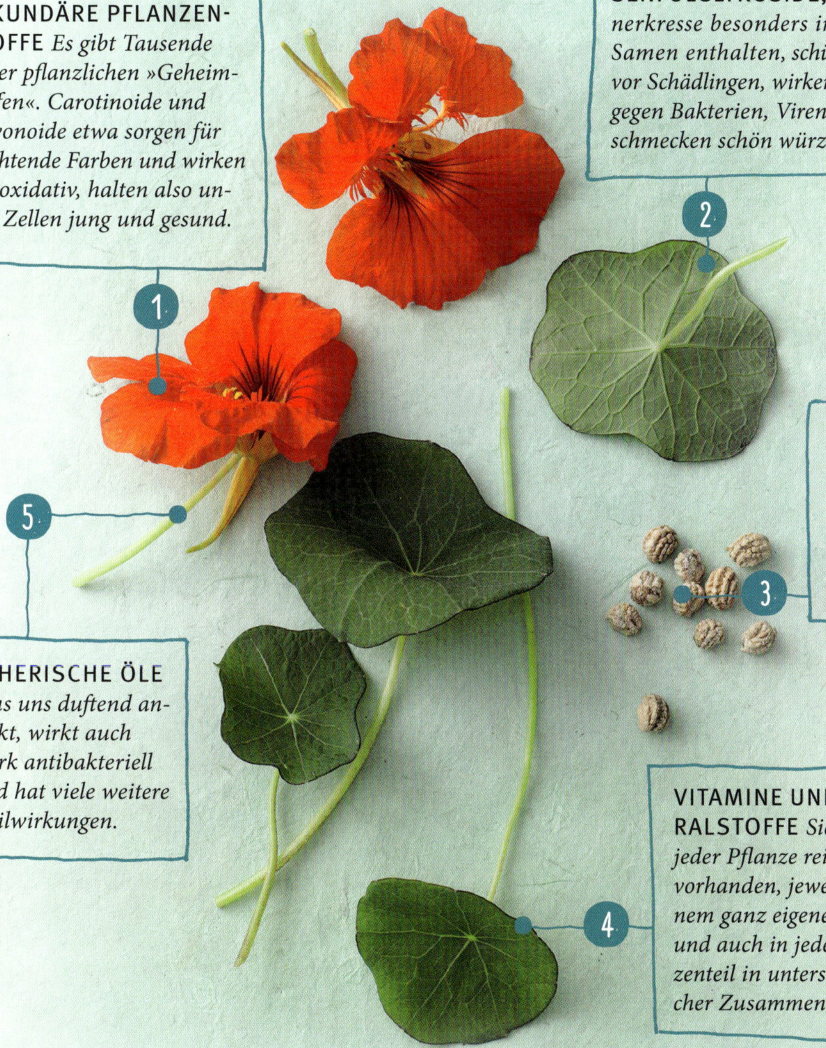

SEKUNDÄRE PFLANZENSTOFFE *Es gibt Tausende dieser pflanzlichen »Geheimwaffen«. Carotinoide und Flavonoide etwa sorgen für leuchtende Farben und wirken antioxidativ, halten also unsere Zellen jung und gesund.*

SENFÖLGLYKOSIDE, *bei der Kapuzinerkresse besonders in Blättern und Samen enthalten, schützen die Pflanze vor Schädlingen, wirken beim Menschen gegen Bakterien, Viren und Pilze – und schmecken schön würzig-scharf.*

WIRKSTOFFZUSAMMENSETZUNG
Sie ist in jedem Pflanzenteil anders, also sind auch die Heilwirkungen unterschiedlich.

VITAMINE UND MINERALSTOFFE *Sie sind in jeder Pflanze reichlich vorhanden, jeweils in einem ganz eigenen »Mix« und auch in jedem Pflanzenteil in unterschiedlicher Zusammensetzung.*

ÄTHERISCHE ÖLE
Was uns duftend anlockt, wirkt auch stark antibakteriell und hat viele weitere Heilwirkungen.

Wann sind natürliche Antibiotika eine Alternative?

Heilpflanzen und pflanzliche Fertigarzneien können unter bestimmten Voraussetzungen eine Alternative zu den chemisch erzeugten Produkten der Pharmaindustrie sein. Ob es sinnvoll ist, (zunächst) auf pflanzliche Mittel zurückzugreifen, muss jeder im Krankheitsfall für sich selbst beantworten. Doch grundsätzlich lohnt es sich, bei leichten bis mittelschweren Infektionen zuerst die Bekämpfung der Keime mit natürlichen Stoffen zu versuchen. Die Behandlung wird durch weitere einfache Anwendungen und Verhaltensregeln unterstützt – wie das im Einzelnen geht, lesen Sie auch im dritten Kapitel ▸ **siehe ab Seite 79**.

WICHTIG

SCHWERE ERKRANKUNGEN

Bei massiven Störungen wie Nieren-, Lungen- oder Herzinnenhautentzündung, Hepatitis, rheumatischem Fieber oder ähnlich schweren Erkrankungen können Sie Pflanzen nach Absprache mit dem Arzt wunderbar begleitend zur verordneten Antibiotikatherapie einsetzen. Keinesfalls sollten Sie bei schweren Erkrankungen allein auf Selbsttherapie setzen! Im dritten Kapitel ab ▸ siehe Seite 80 ff. sehen Sie bei jeder der Krankheitsbeschreibungen, wann ein Arztbesuch angebracht ist.

Vorteile liegen auf der Hand

Viele alltägliche Infektionen haben eine virale Ursache – das heißt, herkömmliche Antibiotika sind hier wirkungslos, denn sie töten nur Bakterien, jedoch keine Viren ▸ **siehe Seite 25**! Viele Pflanzen haben dagegen sowohl antibiotische als auch antivirale Wirkkomponenten.

Dies gibt ihnen einen großen Vorteil gegenüber den verschreibungspflichtigen Antibiotika. Daneben haben Pflanzen auch den Vorzug, dass sie unsere Abwehr aufbauen und unterstützen: Sie hüten und stärken unsere physiologischen Darmbakterien, die »Schutzpolizei« unseres Immunsystems ▸ **siehe Seite 24**. Dadurch sinkt unsere Infektanfälligkeit. Beim Gebrauch von künstlichen Antibiotika dagegen steigt sie: Es ist, als nähmen wir dem Wachschutz unseres Körpers die kugelsicheren Westen.

Zudem laufen wir bei Pflanzen nicht Gefahr, dass die Keime Resistenzen ▸ **siehe Seite 22** entwickeln, die im Fall einer schweren Erkrankung lebensgefährlich sein können.

Schließlich kommt noch hinzu: Heilpflanzen bieten viel Aroma und Genuss. Wer lieber eine kleine »Teezeremonie« zelebriert, als unangenehm schmeckende chemische Tabletten zu schlucken, ist bei ihnen gut aufgehoben.

KRANKHEITEN ALS CHANCE ZUR WEITERENTWICKLUNG

Wenn wir bereit sind, uns Zeit für unsere Erkrankung zu nehmen, dann können wir sogar aus einer schlichten Erkältung Erkenntnisse über unser Leben gewinnen. Stellen Sie sich die folgenden Fragen:

- Ist es mir wichtig, nachhaltig gesund zu werden, oder will ich einfach nur möglichst schnell wieder fit und leistungsfähig für den Alltag sein?
- Bin ich bereit, mir selbst etwas richtig Gutes zu tun: gemütlich und geborgen im Bett bleiben, inhalieren, Tee schlürfen, ein heilendes Sitzbad nehmen …?
- Will ich der Krankheit auch etwas Positives abgewinnen, sie als Raum für mich selbst und als Möglichkeit der Ruhe sehen, oder will ich lieber meiner Ungeduld nachgeben?
- Sehe ich die Erkrankung als Einladung zur Ruhe und als wertvollen Hinweis – oder als Feind, gegen den ich mich erbittert zur Wehr setzen muss?

Vielleicht hat die wiederkehrende Blasen- oder Nasennebenhöhlenentzündung einen Hinweis für Sie im Gepäck, den Sie nur noch deuten müssen. Lassen Sie sich doch einmal darauf ein, nicht gegen Ihren Körper zu arbeiten, wenn Sie krank sind, sondern gemeinsam mit ihm den Hintergrund der Erkrankung zu erkunden: Haben Sie zu viel Stress, ernähren sich ungesund, lasten Sorgen auf Ihnen ▸ **siehe Seite 31** oder bürden Sie sich zu viel Verantwortung auf? Setzen Sie sich ruhig mit den Signalen Ihres Körpers auseinander, so finden Sie mehr Ruhe, mehr Zeit, mehr Respekt und Achtung vor der eigenen Gesundheit und dem Leben selbst. Vielleicht »brauchen« Sie dann seltener eine Krankheit.

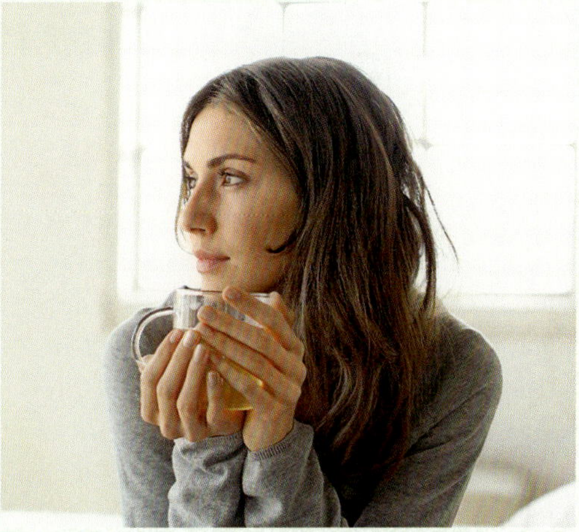

Nehmen Sie sich Zeit für Ihre Gesundheit.

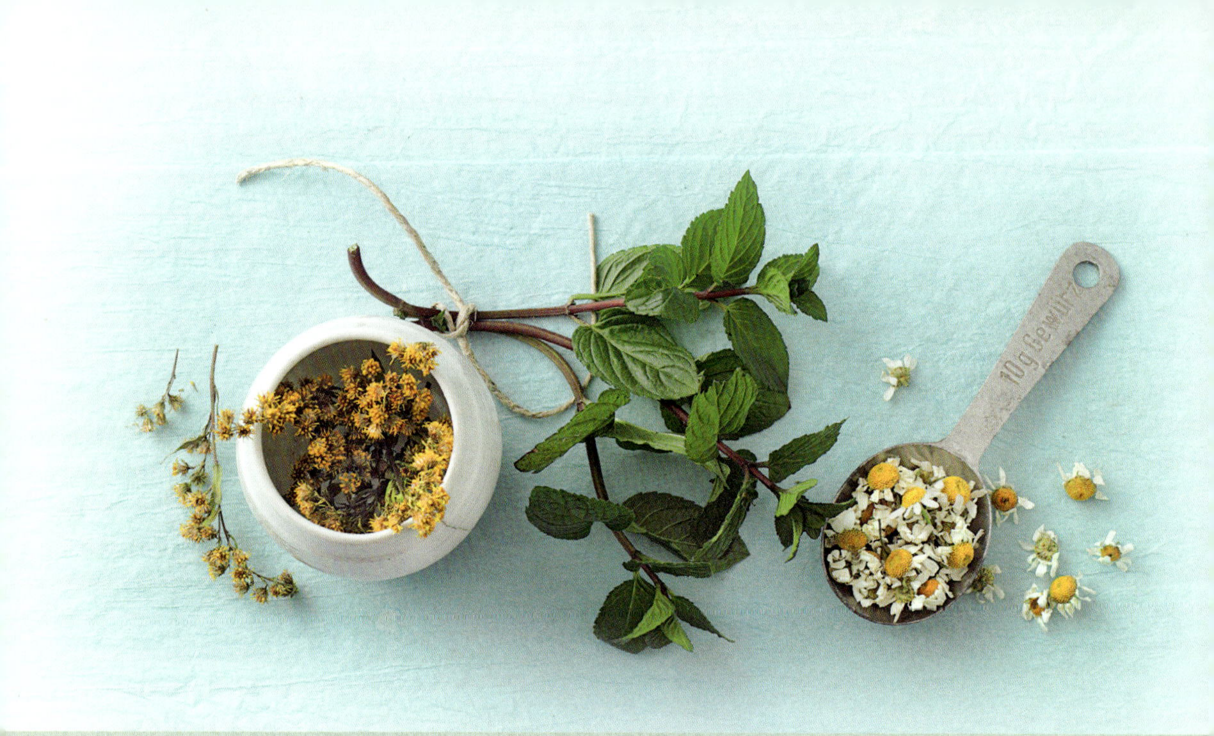

MEDIKAMENTE AUS DEM PFLANZENREICH

Hier finden Sie, alphabetisch sortiert, bewährte Heilpflanzen mit antibiotischer Wirkung. Die Inhaltsstoffe ▸ **siehe ab Seite 32** sind in jeder Pflanze anders zusammengesetzt, sodass jede ihren ganz eigenen Wirkbereich hat. Anhand von Pflanzenbeschreibung und Foto können Sie sich ein Bild von der Pflanze machen beziehungsweise Ihre Kenntnisse auffrischen und ergänzen. Anschließend erfahren Sie, bei welchen Beschwerden die Pflanze sich bewährt hat. Zu guter Letzt lesen Sie alles Wichtige über mögliche Nebenwirkungen, Kontraindikationen, also wann die Pflanze nicht eingenommen werden sollte, und welche Darreichungsformen es gibt. Vorab möchte ich näher darauf eingehen, welche Darreichungsformen sich zur Selbstbehandlung eignen und wie die Pflanzen zubereitet und eingenommen werden, um optimal zu wirken.

Kauf und Zubereitung von Heilpflanzen

In meiner Praxis bevorzuge ich die Verschreibung von individuellen Teerezepten. Die vielfache Wirkung von Tee wird häufig unterschätzt. Ungesüßter Tee trägt immer dazu bei, den Säure-Basen-Haushalt unseres Körpers in Richtung basisch auszugleichen. Heutzutage sind die meisten Menschen »zu sauer«, eine Folge von zu viel Kohlenhydraten und Fastfood sowie Stress und Bewegungsmangel. Dies hat zahlreiche negative Wirkungen für den Organismus (Buchtipp, ▸ **siehe Seite 122**). Die basische Wirkung von Tee ist ein unschätzbarer Vorteil.

Die Zubereitung von Tee ist einfach und stellt sicher, dass wir in den Genuss von ausreichend Wirkstoffen kommen. Vorteilhaft ist auch das Zur-Ruhe-Kommen, wenn wir uns täglich dreimal hinsetzen und genüsslich unseren Tee trinken. Dieses kleine Ritual können Sie nutzen, um mit »gutem Gewissen« Pause zu machen und sich ein wenig mit Ihrem Körper auseinanderzusetzen.

Wo bekommt man hochwertige Heilkräuter?

Drogen, die in der Apotheke vertrieben werden, unterliegen einer besonderen Zertifizierung und Kontrolle, die den Vorschriften des deutschen Arzneibuchs gerecht werden müssen. Dazu gehören auch die Prüfung des Schwermetallgehaltes und der Pestizidrückstände in den Pflanzen, denn Pflanzen aus der Apotheke sind nicht automatisch aus kontrolliert biologischem Anbau! Die Art der Lagerung und eine vorgegebene Menge an Inhaltsstoffen in den Pflanzen werden ebenfalls im Deutschen Arzneibuch geregelt. Auch im Naturkostladen bekommen Sie viele Kräuter einzeln, für die hohe Qualitätsstandards gelten. Oftmals wurden sie nicht so stark zerkleinert, sodass sie auch optisch ein Genuss sind.

TIPP

MISCHEN LASSEN IN DER APOTHEKE

Das Mischen von Kräutern auf Verlangen ist per Gesetz den Apotheken vorbehalten. In anderen Läden bekommt man sie nur einzeln und oft in größerer Abpackung, als man sie braucht. Leider haben nicht viele Apotheken ein umfangreiches Angebot an Pflanzendrogen vorrätig. Muss Ihr Apotheker die Kräuter bestellen, fragen Sie zuvor nach Mindestabnahmemenge und Preis! Auf Seite 122 finden Sie einige Internetadressen, über die Sie die gewünschte Mischung beziehen können. Für Internetapotheken gelten übrigens dieselben Qualitätsbestimmungen wie für Ladenapotheken.

Die richtige (Tee-)Mischung

Bei einer individuellen Teerezeptur werden maximal sieben Pflanzen zusammengemischt. Weniger ist hier jedoch mehr, um in den vollen Genuss der komplexen Wirkungen zu kommen, die oft gut ineinandergreifen – mischt man zu viele, wird die Wirkung eher abgeschwächt. Lesen Sie die Pflanzenbeschreibungen ab Seite 45 genau durch und sehen Sie ab Seite 83 unter der Beschwerde nach, die Sie behandeln wollen (dort finden Sie auch Rezepte zu Teemischungen). So können Sie sich Ihre individuelle kleine Liste zusammenstellen.

Als Gesamtmenge einer Teemischung empfehlen sich 150–200 Gramm. Je nach dem spezifischen Gewicht der Drogen (so haben etwa 50 Gramm Wurzeln viel weniger Volumen als 50 Gramm Blüten) reicht diese Menge für rund drei Wochen. Es ist sinnvoll, einige Tage nach Abklingen der Beschwerden den Tee weiter zu trinken, um sicher zu sein, dass die Keime eliminiert sind und der Organismus wieder ohne Unterstützung von außen zurechtkommt.

Teezubereitung: So geht's

In meiner Praxis empfehle ich für die Zubereitung von Tee den Aufguss (Infus). Bereiten Sie jede Tasse frisch zu: Bei stark zerkleinertem Kraut oder bei einer Wurzel nehmen Sie pro größere Tasse (»Tee-Pott«) 1 schwach gehäuften Teelöffel. Bei fülligerem Kraut oder lockeren Blüten nehmen Sie einfach ein kleines Büschel, das Sie mit den Fingerspitzen greifen können. Geben Sie die Droge lose (später in eine zweite Tasse abgießen) oder in einem großen Sieb in die Tasse und gießen mit kochendem Wasser auf.

Sehr wichtig ist, den Tee zum Ziehen abzudecken, damit die ätherischen Öle weitgehend erhalten bleiben und nicht verdampfen. Dafür können Sie einen Unterteller nehmen oder sich einen großen »Tee-Pott« mit Porzellandeckel zulegen. Am besten decken Sie die Tasse zusätzlich mit einer Wärmehaube oder einem Küchenhandtuch ab.

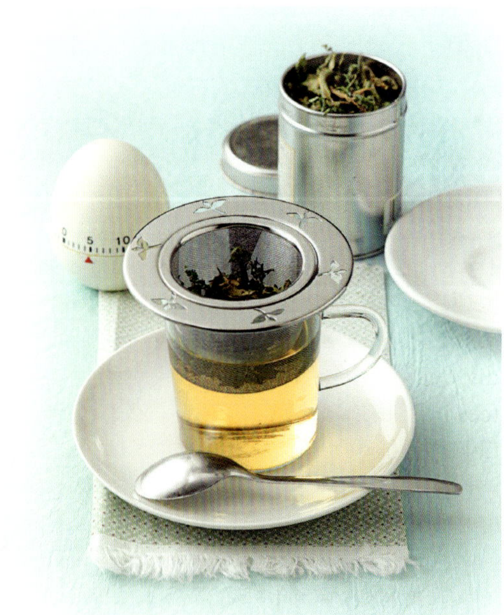

Zur Ruhe kommen und gut für sich sorgen: mit Pflanzenheilmitteln finden Sie ins Gleichgewicht.

Je nach Droge muss der Tee 10 bis 20 Minuten lang ziehen. Bei Blüten und Kraut reichen 10 Minuten. Samen, Wurzeln, Rhizome und Rinden sollten dagegen 20 Minuten ziehen, weil sich die Wirkstoffe langsamer aus diesen Pflanzenteilen lösen. Eine Teemischung, die beispielsweise Kraut und Wurzel enthält, können und sollten Sie bedenkenlos ebenfalls 20 Minuten lang ziehen lassen.
Andere Zubereitungsarten für Tee sind Kaltauszug (Mazerat, etwa bei Eibischblüten) und Abkochung (Dekokt, zum Beispiel bei Rinden). In der Praxis bevorzuge ich jedoch den Aufguss, auch wenn manche Pflanzenteile mit einer anderen Methode noch mehr Wirkstoffe freigeben. Ganz einfach aus dem Grund, dass eine zu aufwendige Zubereitung die meisten Patienten eher davon abhält, sich auch wirklich dreimal täglich einen Tee zu machen.

TRINKEN UND GENIESSEN

Trinken Sie den Tee möglichst heiß, denn je heißer er getrunken wird, desto besser schmeckt er. Das ist umso wichtiger, da individuell zusammengestellte Heilpflanzentees im Geschmack nicht mit den handelsüblichen Teebeutel-Kräutermischungen zu vergleichen sind. Letztere verfügen oft über einen sehr geringen Gehalt an Wirkstoffen und werden geschmacklich durch Zugaben »abgerundet«, sodass sie milder schmecken. Individuelle Teemischungen oder einzelne Kräuter dagegen haben viel mehr Charakter, an den sich der eine oder andere möglicherweise erst gewöhnen muss.
Am besten ist es, wenn Sie Ihren Tee ungesüßt trinken, dann können die Inhaltsstoffe am besten wirken. Lediglich bei Erkältung, Mandelentzündung und Husten kann ein Löffel Honig die Wirkung unterstützen. Bei Tees für Magen- oder Darmbeschwerden ist es gut, nicht zu süßen, weil die wichtigen Bitterstoffe ▸ **siehe Seite 35** sonst an Wirkung verlieren.

Häufigkeit und Dauer der Einnahme

Trinken Sie Ihren Tee, wenn im Beschwerdenkapitel ab Seite 79 nicht anders angegeben, 3-mal täglich vor den Mahlzeiten. Falls Sie den Tee nach einer Mahlzeit trinken wollen, warten Sie noch mindestens 20 Minuten, damit Ihr Verdauungstrakt wieder aufnahmebereit für die Wirkstoffe ist. Wenn die Beschwerden komplett abgeklungen sind, trinken Sie Ihren Tee noch einen bis zwei Tage weiter.

Aufbewahrung und Haltbarkeit

Bewahren Sie Ihren Tee in gut verschlossenen Behältern aus dunklem Glas oder Blech an einem möglichst kühlen Platz auf. So bleiben die wertvollen Inhaltsstoffe möglichst lange erhalten. Nach etwa zwei Jahren ist der Tee zwar nicht »verdorben«, die meisten Sorten haben dann aber etwas an Wirksamkeit verloren.

Kräuter selbst sammeln?

Mit einiger Erfahrung können Sie Kräuter für Heilbehandlungen auch selbst sammeln. Dazu müssen Sie die einzelnen Pflanzen aber hundertprozentig sicher bestimmen können, um Verwechslungen mit giftigen oder unverträglichen Pflanzen zu vermeiden. Um den nötigen Wirkstoffgehalt sicherzustellen, kommt es sehr auf Erntezeitpunkt und fachgerechte Weiterverarbeitung an. Zudem sollten Sie die Pflanzen an möglichst wenig schadstoffbelasteten Stellen ernten. Auf Seite 122 finden Sie einige Buchtipps dazu. Auch in Kräuterkursen und »Kräuterspaziergängen« mit kompetenten Fachleuten lässt sich das nötige Wissen erwerben.

Hochwertige Fertigpräparate

Leider schrumpft das Angebot von fertigen Arzneien mit pflanzlichen Inhaltsstoffen zunehmend – ob Tropfen, Tabletten, Zäpfchen oder anderes. Die umfangreichen Zulassungsbedingungen erschweren es den oft kleineren Unternehmen, ihre Medikamente auf den Markt zu bringen und dort zu halten. Dabei haben geprüfte apothekenpflichtige Fertigarzneien viele Vorteile: Sie sind praktisch in jeder Apotheke erhältlich, und man kann sicher sein, dass sie die nötige Wirkstoffmenge enthalten. Allerdings sind sie nicht individuell abgestimmt und meist wesentlich teurer als eine vom Apotheker zusammengestellte Teemischung.

TIPP

KLEINE HEILPFLANZEN-HAUSAPOTHEKE

Die häufigsten kleineren Alltagsbeschwerden bekommen Sie mit den folgenden Mitteln aus diesem Buch gut in Griff. Rund 50 Gramm von jedem Kraut sollten immer vorrätig sein.

- Birkenblätter ▸ **siehe Seite 48**
- Goldrute ▸ **siehe Seite 55**
- Kamille ▸ **siehe Seite 55**
- Kapuzinerkresse ▸ **siehe Seite 56**
- Odermennig ▸ **siehe Seite 60**
- Pfefferminze ▸ **siehe Seite 64**
- Salbei ▸ **siehe Seite 66**
- Schafgarbe ▸ **siehe Seite 67**
- Sonnenhut ▸ **siehe Seite 68**
- Thymian ▸ **siehe Seite 71**
- zusätzlich: Melisse (sehr wirksam bei Virusinfekten, zudem lindernd bei Magenbeschwerden und Schlafstörungen)

Außerdem sollten Sie Folgendes stets zur Hand haben:

- reines Aloe-vera-Gel ▸ **siehe Seite 45**
- Propolistinktur ▸ **siehe Seite 47**
- frischen Knoblauch ▸ **siehe Seite 58**
- frische Zwiebeln ▸ **siehe Seite 74**

Aloe (Wüstenlilie)

Aloe vera, auch Aloe barbadensis

Die Aloe gehört zur Familie der Liliengewächse. Sie wächst in allen subtropischen und tropischen Gebieten, ist aber auch in Südeuropa eingebürgert. Sie hat keinen oder nur einen kurzen Stamm, die Wurzel ist sehr faserig. Die fleischigen, dicken, innen gallertigen Blätter sind stängellos, spiralig angeordnet, lanzettlich, graugrün und am Rand von kleinen Zähnen besetzt. Der Blütenstand ist traubig und gelb bis orange. Je nach Klima kann die Aloe vera mehrere Meter hoch werden.
Inhaltsstoffe: Aloe hat über 150 verschiedene Inhaltsstoffe, dazu gehören Enzyme, Vitamine, Saponine, Tannine und viele mehr. Die einzigartige Wirkstoffkombination verleiht ihr eine intensiv schützende und pflegende Wirkung.
Verwendete Pflanzenteile: Das gallertige, wasserreiche »Innenleben« der Blätter.
Eigenschaften: Aloe wirkt entzündungshemmend, bakteriostatisch und antimykotisch. Sie hat eine geschwürhemmende Wirkung und soll auch den Blutzuckerspiegel senken können. Äußerlich angewandt hat sie eine beruhigende, feuchtigkeitsbindende Wirkung und hilft der Haut beim Verschluss von Wunden.
Haupteinsatzgebiete: Hämorrhoiden, Analfissuren, äußere Wunden, Sonnenbrand, Herpes, Akne.
Nebenwirkungen: Innerlich sollte Aloe nicht über einen längeren Zeitraum und nur unter fachlicher Anleitung eingenommen werden, es drohen Bauchkrämpfe und Erbrechen. Durch die abführende Wirkung kann auch ein Elektrolytverlust (Achtung, Kaliumverlust verstärkt die Wirkung von Herzglykosiden) stattfinden. Selten treten (bei äußerlicher Anwendung) allergische Reaktionen auf.
Kontraindikationen: Akute und entzündliche Darmerkrankungen, innerlich nicht in der Schwangerschaft, Stillzeit und nicht bei Kindern unter 12 Jahren.
Darreichungsformen: Gel, Pulver, Frischpflanzenpresssaft – am besten aus dem Bioladen oder der Apotheke. Wenn Sie sich eine Aloepflanze zu Heilzwecken kaufen möchten, achten Sie darauf, dass sie pestizidfrei gezüchtet worden ist.

Die Blätter der Aloe enthalten ein kühlendes Gel, das von Natur aus »gebrauchsfertig« ist.

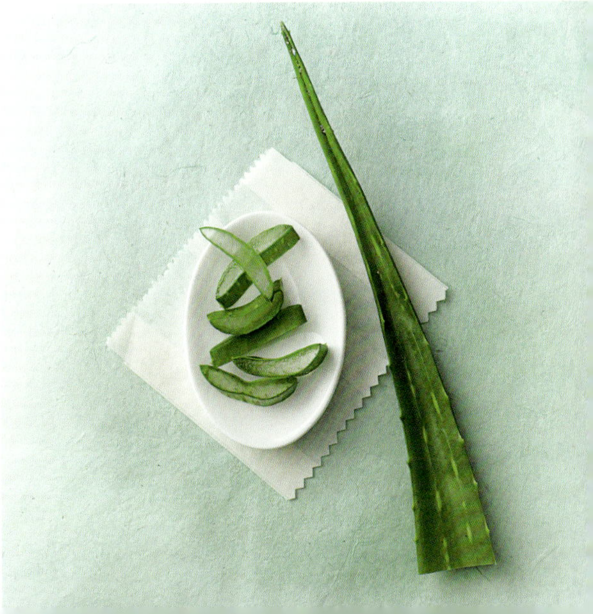

Arnika

Arnica montana

Die geschützte Arnika (Sammeln ist streng verboten!) gehört zur Familie der Korbblütler. Ihre anderen Namen »Bergwohlverleih« und »Kraftrose« zeugen von ihrer Heilwirkung. Sie wächst in ganz Europa, teils auch in Nordamerika auf nährstoffarmen Böden, oft auf Bergwiesen und in Moorgebieten. Die Pflanze zählt vom Wuchs her zu den Stauden und wird bis zu 60 cm hoch. Aus der bodennahen Blattrosette wächst ein aufrechter, bräunlicher Stängel, der sich vor den Blüten verzweigt. Die sonnengelben bis leuchtend orangefarbenen Blüten haben einen Durchmesser von bis zu 8 cm. Sie zeigen sich von März bis August und duften aromatisch.

Die wunderschön blühende Berg- und Wiesenbewohnerin war 2001 Arzneipflanze des Jahres.

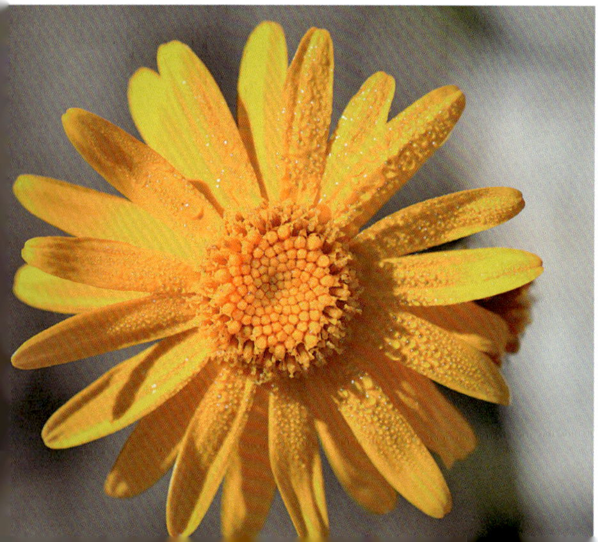

Verwendete Pflanzenteile: Blüten.
Inhaltsstoffe: Ätherische Öle, Bitterstoffe, Flavonoide, Cumarine, Polysaccharide.
Eigenschaften: Arnika wirkt äußerlich angewandt entzündungswidrig, ödemhemmend und schmerzlindernd. Sie hat einen antimikrobiellen Effekt und unterstützt die Wundheilung, steigert die Durchblutung und fördert die Granulationsbildung der Hautoberfläche bei Wunden.
Haupteinsatzgebiete: Akute und chronische Verletzungen und deren Folgen: Verstauchung, Prellung, Zerrung, Gelenkentzündung, Bluterguss und Schnitt. Hilfreich ist Arnika auch bei entzündeten Insektenstichen, oberflächlicher Venenentzündung, rheumatischen Beschwerden und Entzündungen im Mund- und Rachenraum.
Nebenwirkungen: Äußerlich kann es bei längerer Anwendung von Arnika(-präparaten) auf verletzter Haut zu Bläschenbildung kommen. Innerlich darf Arnika nur homöopathisch potenziert eingesetzt werden (als bewährtes Mittel bei Verletzungen und Prellungen). Die Einnahme der unverdünnten Droge, etwa als Tee, kann Vergiftungserscheinungen wie Erbrechen, Herz- und Atembeschwerden sowie Kreislaufversagen zur Folge haben!
Kontraindikationen: Auch äußerlich nicht anwenden bei Korbblütlerallergie.
Darreichungsformen: Fertigarzneien (homöopathische Mono- und Kombinationspräparate), Salbe, Gel, Creme.

Bienenkittharz

Propolis

Das goldgelbe Kittharz Propolis (von lat. pro polis = für das Volk) wird von den Bienen aus der harzigen Substanz von Rinden und Knospen verschiedener Laub- und Nadelbäume hergestellt. Es dient einerseits als Baustoff zur Stabilisation der Wabe: Gemeinsam mit ihrem Speichelsekret, dem Bienenwachs und einem Pollenanteil nutzen die Bienen es für die Abdichtung von kleinsten Öffnungen und Ritzen. Zusätzlich ziehen sie es als dünnen Film von innen über die gesamte Wabe, denn es ist mit seinen hochwirksamen antibiotischen Inhaltsstoffen ein hervorragender Schutz vor Krankheitserregern – und ein sehr wichtiger: In einem Bienenstock leben viele Insekten bei hoher Temperatur und Luftfeuchtigkeit auf engstem Raum, was die Ausbreitung der eindringenden Krankheitserreger, wie Bakterien und Pilze, extrem fördert. Propolis schützt das Bienenvolk davor.

Inhaltsstoffe: Je nach Herkunft und »Erntezeitpunkt« variieren die Inhaltsstoffmengen stark. Enthalten sind Flavonoide, Phenole (etwa Zimtsäure, Cumarsäure und Kaffeesäure), Polysaccharide, Blütenpollen, ätherische Öle und Carbonsäuren.

Eigenschaften: Propolis wirkt antimikrobiell, hemmt die Zellteilung und zerstört die Zellwände von Bakterien, es ist antiviral, pilzwidrig, entzündungshemmend, schmerzstillend und entkrampfend, fördert den Hautverschluss nach Verletzungen und stärkt das Immunsystem.

Haupteinsatzgebiete: Erkältungsinfekte, Mandelentzündung, Nasennebenhöhlenentzündung, Kehlkopfentzündung, Bronchitis und Rachenentzündung. Bei Verbrennungen, Hautabschürfungen, Ekzemen, schlechter Wundheilung und Narbenbildung, Furunkel und Akne kann es ebenso angewendet werden wie bei Schleimhautentzündungen im Mund- und Rachenraum, Parodontose und Aphthen.

Nebenwirkungen: Es kann bei entsprechender Empfindlichkeit zu teils schweren Allergien kommen, vor allem zu Kontaktekzemen.

Kontraindikationen: Bekannte Allergie.

Darreichungsformen: Urtinktur, Harz, Pulver, Kapseln, Granulat.

Propolis wird von den Bienen aus Pflanzen hergestellt und ist ihre »Hausapotheke«.

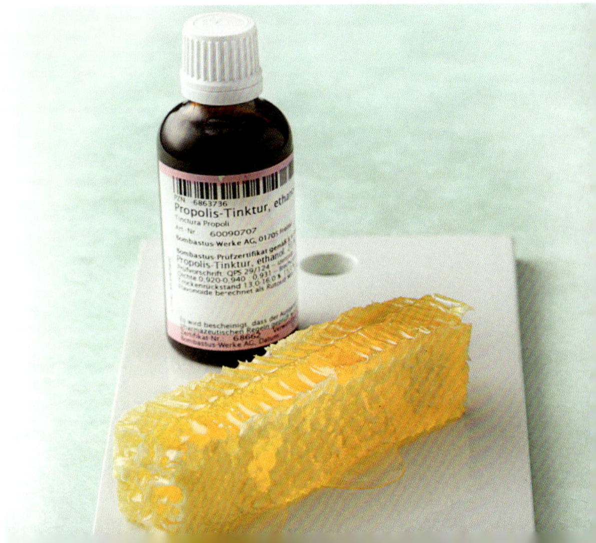

Birke

Betula pendula

Die Hängebirke, auch Sandbirke oder Weißbirke genannt, ist ein schnell wachsender, Laub abwerfender, oft einzeln stehender Baum, der bis über 30 m hoch und schlank in den Himmel wachsen kann. Sie ist in Mitteleuropa, aber auch in Sibirien, Skandinavien, Nordamerika und Asien zu Hause. Wir kennen die Hängebirke und viele weitere Arten aus unseren Vorgärten, von Wiesen, Parks und Wäldern. Sie gehört zu den sogenannten Lichtbaumarten, die zum Wachsen viel Licht brauchen Ihre Rinde ist weiß und glatt, Kinder ziehen gern »Papierstücke« vom Stamm ab. Und manche Erwachsenen zapfen im Frühjahr den klaren Birkensaft ab, der gut fürs Haar sein soll.

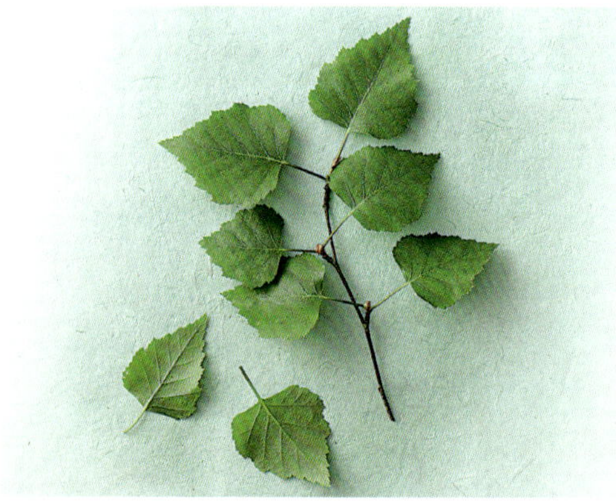

Ein Tee aus Birkenblättern schmeckt aromatisch herb und »holzig«.

Die filigran wirkende Birke kann bis zu 150 Jahre alt werden. Zum Frühlingsanfang erfreuen wir uns an dem hellen, satten Grün und den ganzen Sommer über an einem sanften Rascheln und Rauschen, das der Wind ihr entlockt. Der üppige Birkenblütenstaub in der Luft sorgt allerdings bei vielen Allergikern für Niesattacken, laufende Nasen und Atemnot.

Verwendete Pflanzenteile: Blätter.

Inhaltsstoffe: Flavonoide, Gerbstoffe, ätherisches Öl, Bitterstoffe, Vitamin C, Saponine.

Eigenschaften: Birkenblätter erhöhen die Harnausscheidung, wirken blutreinigend, fiebersenkend, entzündungshemmend und antibakteriell.

Haupteinsatzgebiete: vor allem bakterielle Entzündungen der Blase und Harnwege als Durchspülungsmittel. Ebenso kann sie bei Nierengries und begleitend bei rheumatischen Beschwerden unterstützen. Im Frühjahr nutzt man sie bei Frühjahrsmüdigkeit als »Blutreinigungskur« und äußerlich findet sie Anwendung bei Haarausfall und Schuppen. Junge Frühjahrsblätter können auch in Salaten und Kräuterzubereitungen in der Küche genutzt werden.

Nebenwirkungen: Keine bekannt.

Kontraindikationen: Bei Ödemen aufgrund von Herz- und/oder Niereninsuffizienz ist eine Durchspülungstherapie kontraindiziert.

Darreichungsformen: Tee, Tinktur, Fertigarzneien (Mono- und Kombinationspräparate), Heilpflanzensaft.

Brunnenkresse

Nasturtium officinale

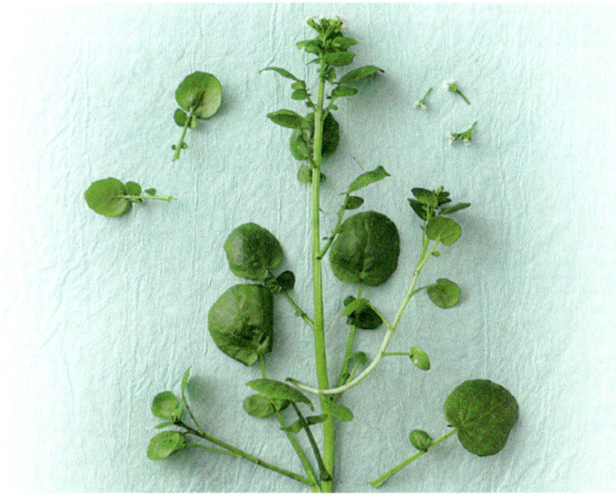

Die köstliche Brunnenkresse lässt sich sogar am Gartenteich aus Samen ziehen.

Andere Namen dieser Pflanze aus der Familie der Kreuzblütler sind Bitterkresse oder Wasserkresse. Beide verraten wichtige Eigenschaften der Pflanze: Sie schmeckt bitter und senfig-scharf, und wir finden sie in und an Quellen, Flüssen oder Bächen mit fließendem, gleichmäßig temperiertem und sehr sauberem Wasser. Sie ist überall auf der Welt heimisch. Die hohlen, kantigen Triebe werden 30 bis 90 cm lang. Die Blätter sind gefiedert, elliptisch, ganzrandig, manchmal schwach gekerbt. Sie blüht in weißen Trauben von Juni bis September. Der beste Erntezeitpunkt ist das Frühjahr.

Verwendete Pflanzenteile: Blätter.

Inhaltsstoffe: Senfölglykoside mit dem Hauptstoff Glukonasturtin, viel Vitamin C, A und D, Bitter- und Mineralstoffe sowie Spurenelemente, unter anderem Jod, Eisen und Arsen.

Eigenschaften: In Kräuterbüchern des Mittelalters steht die Brunnenkresse als wurmtötendes, blut- und harntreibendes Mittel – allerdings beruht ihre harntreibende Wirkung auf Erfahrungswerten und ist bis heute nicht wissenschaftlich belegt. Sie besitzt eine keimhemmende, blutreinigende und harndesinfizierende Wirkung. Der hohe Vitamin-C-Gehalt der frischen Pflanze macht sie zum idealen Begleiter für eine Frühjahrskur.

Haupteinsatzgebiete: Gestörte Leber- und Gallenfunktion, Entzündung der oberen Luftwege, Harnwegsinfektionen, aber auch rheumatische Beschwerden sowie Frühjahrsmüdigkeit.

Nebenwirkungen: Bei längerer Einnahmedauer und hoher Dosierung sind in seltenen Fällen vorübergehend Magen-Darm-Beschwerden zu beobachten.

Kontraindikationen: Bei Magen-Darm-Erkrankungen, entzündlichen Nierenerkrankungen, bei Einnahme von Blutgerinnungshemmern (zum Beispiel Marcumar) und bei Kindern unter 5 Jahren sollte Brunnenkresse nicht angewandt werden.

Darreichungsformen: Tee vom getrockneten Kraut, Blätter frisch im Salat (besonders köstlich: mit rohem Babyspinat), als Frischpflanzenpresssaft.

Ceylon-Zimt

Cinnamomum verum

Der immergrüne Zimtbaum aus der Familie der Lorbeergewächse wird bis 10 m hoch, hat duftende, lange Laubblätter und großrispige, gelbe Blüten. Er ist in Gebirgswäldern Südasiens beheimatet.

Verwendete Pflanzenteile: Rinde.

Inhaltsstoffe: Ätherisches Öl mit dem Hauptbestandteil Zimtaldehyd, außerdem Eugenol, Gerbstoffe, Proanthocyanidine, Schleimstoffe, Cumarin.

Eigenschaften: Durch den hohen Gehalt an ätherischem Öl ist Zimt antibakteriell. Zusätzlich wirkt er krampflösend und blähungswidrig auf den Magen-Darm-Trakt. Er stärkt die Nerven und senkt den Blutzuckerspiegel, ist schmerzlindernd, appetitanregend, pilzwidrig, durchblutungsfördernd, belebend, wärmend und schleimlösend.

Haupteinsatzgebiete: Krampfende Beschwerden im Magen-Darm-Bereich, Erkältungen, Nebenhöhlenentzündungen, Bronchitis sowie Appetitlosigkeit und allgemeines Schwächegefühl. Äußerlich wird Zimtrinde bei rheumatischen Beschwerden eingesetzt. In Zusammenarbeit mit dem Arzt kann Zimt bei einer leichten Form des Diabetes Typ II als Blutzuckersenker hilfreich sein.

Nebenwirkungen: Es kommen oft Allergien vor. In zu hohen Dosen kann es zu Herzrhythmusstörungen, erhöhten Darmbewegungen, Schweißausbrüchen und Nervenerregungen kommen.

Kontraindikationen: Ätherisches Zimtöl nicht in der Schwangerschaft und bei Magen-Darm-Geschwüren anwenden. Das Öl nicht unverdünnt auf der Haut verteilen!

Darreichungsformen: Tee, ätherisches Öl, Tinktur, Fertigarzneien (Kombinationspräparate). In den meisten Fertigprodukten kommt qualitativ schlechter Zimt zum Einsatz. Viel besser ist ein Tee mit dem echten Ceylon-Zimt (Reformhaus, Bioladen).

Cranberry

Vaccinium macrocarpon

Der auch Großfrüchtige Moosbeere oder Kranbeere genannte immergrüne Zwergstrauch wächst in Nordamerika, Asien und Europa und gehört, wie die Heidelbeere und Preiselbeere, zur Familie der Heidekrautgewächse. Die Zweige breiten sich in Bodennähe aus und wachsen bis zu 1 m im Jahr. Sie haben eiförmige Blätter, und aus ihren weißen bis rosafarbenen Blüten entwickeln sich im Herbst die dunkelroten, bis zu 2 cm großen, glänzenden Früchte. Diese schmecken sehr sauer und herb und haben im schneeweißen Inneren vier Luftkammern, worin die Samen stecken.

Verwendete Pflanzenteile: Reife Beeren.

Inhaltsstoffe: Fruktose (Fruchtzucker), Flavonoide, Proanthocyanidine, Benzoesäure, Vitamin C, Natrium, Kalium.

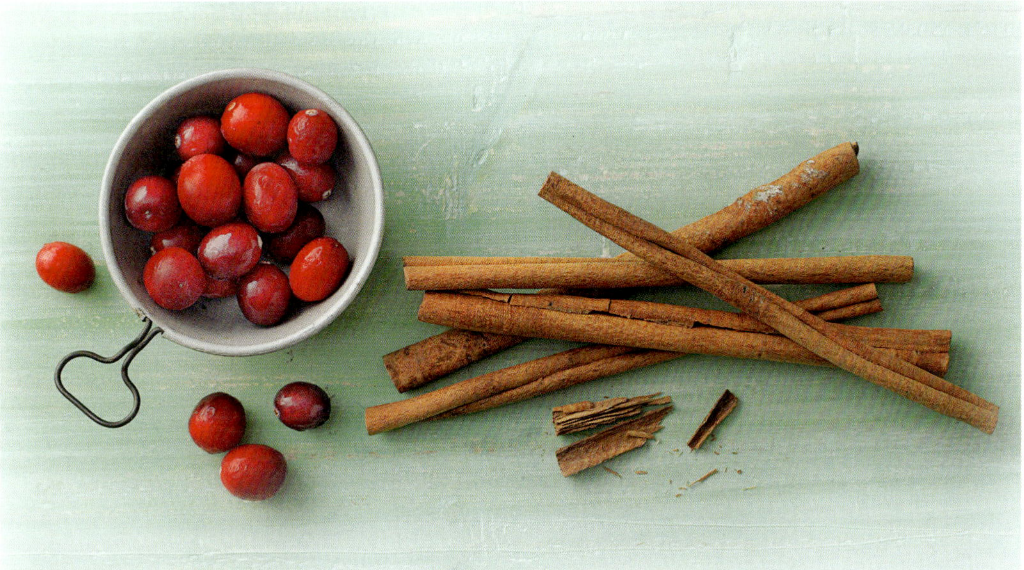

Cranberrys und Ceylon-Zimtrinde sind wunderbare Beispiele für die vielfältigen Wirkweisen von Heilpflanzen – und zudem für ihre Farbenpracht und ihre herrlichen Aromen.

Eigenschaften: Die Inhaltsstoffe der Cranberrys hindern Bakterien daran, sich an die Schleimhautoberfläche anzuheften und dort Schaden anzurichten. Außerdem werden den Beeren krebshemmende Eigenschaften zugeschrieben.
Haupteinsatzgebiete: vor allem als Prophylaxe von Harnwegsinfektionen, Entzündungen der Mundschleimhaut und zur Immunstärkung. Regelmäßiger Genuss von Cranberrys hemmt schädliche Zahnbeläge und Parodontose sowie die Einnistung schädlicher Bakterien im Magen-Darm-Bereich. Cranberrys haben ihre Stärke also vor allem in der Prävention von Erkrankungen und Beschwerden.
Nebenwirkungen: In seltenen Fällen kann es bei der Einnahme zu Durchfall und Erbrechen kommen. Um eine hohe Pestizidbelastung auszuschließen, sollten Sie beim Kauf auf die Kennzeichnung »aus kontrolliert biologischem Anbau« achten.
Kontraindikationen: Verminderte Nierenfunktion und Nierensteine, bei der Einnahme von Blutverdünnern (zum Beispiel Marcumar) nur nach ärztlicher Absprache.
Darreichungsformen: frische oder getrocknete Beeren; Saft, Pulver, Kapseln.

Efeu

Hedera helix

Die immergrüne Kletterpflanze aus der Familie der Araliengewächse ist in den feuchten Wäldern Europas und der Mittelmeerländer zu Hause. Mit seinen Haftwurzeln ist er in der Lage, bis zu 20 m hoch an Bäumen, aber auch an Felsabbruch, Zäunen und Mauern emporzuklettern. Fehlt eine Kletterhilfe, überwuchert er den Boden. Er blüht in kleinen, gelblichen Dolden im September und Oktober, die blauschwarzen Früchte reifen erst ab Januar. Alle Pflanzenteile sind giftig, besonders Blüten und Früchte! Efeu kann sehr alt werden und dann durch sein Gewicht seinem »Kletterbaum« schaden. Er wurde im Jahr 2010 zur »Arzneipflanze des Jahres« gekürt.

Verwendete Pflanzenteile: Blätter.

Inhaltsstoffe: Triterpensaponine, ätherisches Öl, Flavonglykoside.

Eigenschaften: Efeu wirkt pilzwidrig und antibiotisch. Er hat entkrampfende, schleimlösende und auswurffördernde Eigenschaften und wirkt reizlindernd und entspannend auf die Bronchialmuskulatur. Zusätzlich hat er entzündungshemmende Eigenschaften.

Haupteinsatzgebiete: Vor allem krampfende und entzündliche Erkrankungen der Atemwege wie Bronchitis, Keuchhusten und Reizhusten. Bei Rheuma kann Efeu auch gut als Umschlag eingesetzt werden.

Nebenwirkungen: Nutzen Sie Efeu wegen seiner Giftigkeit nur als Fertigarznei. Bei äußerlicher Anwendung kann es zur Kontaktallergie kommen. Zu hohe Dosierung oder zu lange Einnahme kann zu Übelkeit, Benommenheit, Herzrhythmusstörungen, Erbrechen und Kopfschmerzen führen.

Kontraindikationen: Nicht in der Schwangerschaft und Stillzeit anwenden.

Darreichungsformen: Fertigarzneien (Mono- und Kombinationspräparate).

Efeu ist ein altbewährtes, sehr wirksames Heilmittel, ganz besonders bei quälendem Husten. Wegen seiner Giftigkeit sollten Sie ihn nur als Fertigpräparat anwenden.

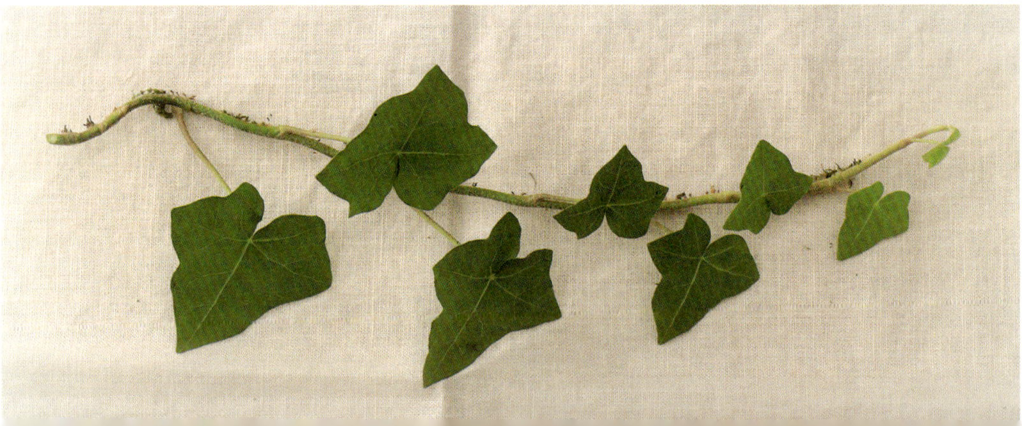

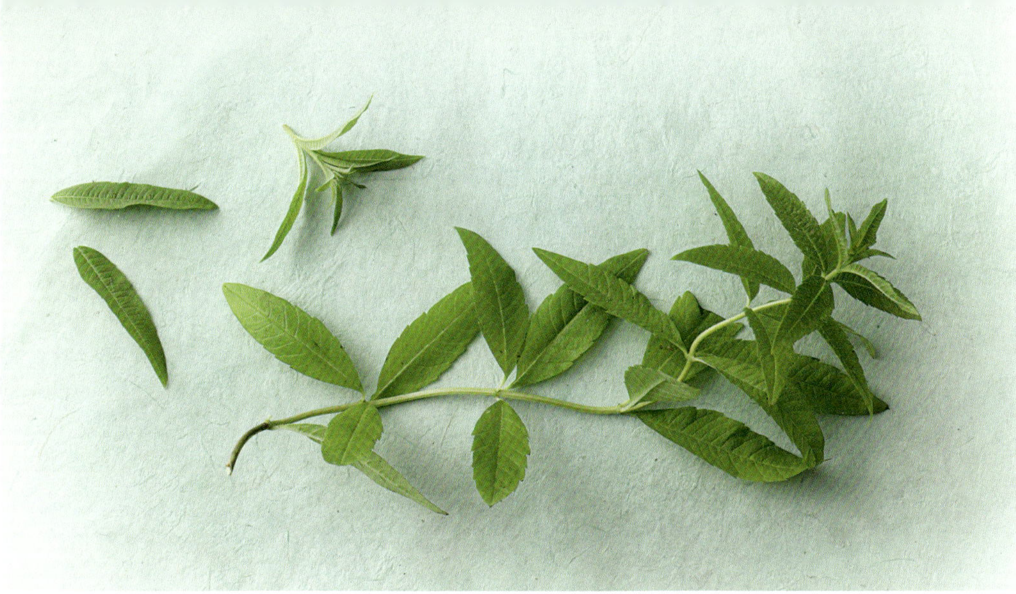

Eisenkraut wurde in der Antike bei Verletzungen durch Eisenwaffen angewandt, um Entzündungen vorzubeugen – daher stammt sein deutscher Name.

Eisenkraut

Verbena officinalis

Die Heimat der heute weltweit verbreiteten krautigen Pflanze aus der Familie der Eisenkrautgewächse sind Europa, Nordafrika und Teile von Asien. Sie ist ein- bis mehrjährig, wird bis 70 cm hoch und hat vierkantige, oben verzweigte, flaumig behaarte bis kahle Stängel. Die gegenständigen Blätter sind eiförmig, rau behaart mit kurzem, breitem Stiel. Die kleinen blasslila Blüten stehen ährig in den Blattachseln. Man findet die Pflanze an Wegesrändern, Mauern und Schuttplätzen, bevorzugt auf stickstoffhaltigen Böden. Sie liebt es sonnig und geschützt und blüht von Juli bis September.

Verwendete Pflanzenteile: Blätter.

Inhaltsstoffe: Iridoidglykoside, Kaffeesäurederivate, ätherisches Öl, Triterpene.

Eigenschaften: Eisenkraut wirkt schleimlösend, entzündungshemmend, antibakteriell, antiviral und hustenreizlösend. Daneben ist es zusammenziehend, leicht schmerzlindernd und abschwellend.

Haupteinsatzgebiete: Akute und chronische Nasennebenhöhlenentzündung, Mandelentzündung, Atemwegsinfekte, Bronchitis, Asthma und Keuchhusten. Außerdem nervöse Störungen, dadurch bedingte Schlaflosigkeit und Erschöpfungszustände.

Nebenwirkungen: Keine bekannt.

Kontraindikationen: Keine bekannt.

Darreichungsformen: Tee (sehr wohlschmeckend!), Tinktur, Fertigarzneien (Kombinationspräparate).

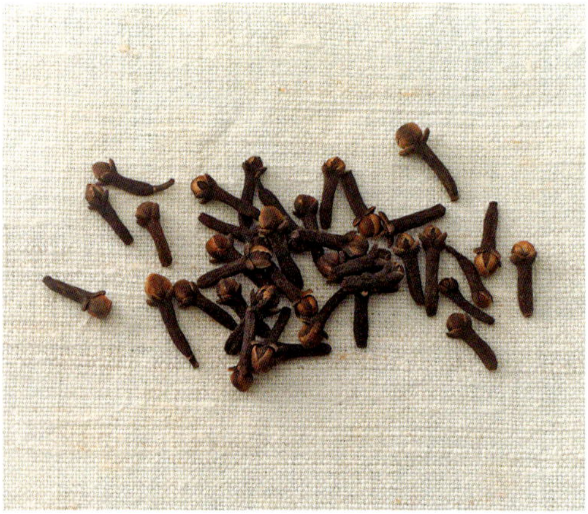

Die als aromatisches Gewürz für Kompott beliebten Knospen sind auch ein wirksames Heilmittel.

Gewürznelke

Syzygium aromaticum

Der immergrüne Gewürznelkenbaum aus der Familie der Myrtengewächse ist in den Tropen beheimatet. Er kann 10 bis 20 m hoch wachsen, seine Blätter sind eiförmig, ganzrandig und ledrig. Die gelblich weißen, stark duftenden Blüten sind in Schirmrispen angeordnet.

Verwendete Pflanzenteile: Die noch geschlossenen Blüten.

Inhaltsstoffe: Ätherisches Öl, Gerbstoffe, Triterpene, Phytosterole.

Eigenschaften: Vor allem durch das enthaltene ätherische Öl sind Nelken antibakteriell, lokal betäubend, krampflösend und entzündungshemmend.

Haupteinsatzgebiete: Lindernd bei entzündlichen Prozessen im Mund- und Rachenbereich, bei Zahnschmerzen schmerzstillend und betäubend. Der Geruch des Nelkenöls wirkt auf Insekten abstoßend, gleichzeitig vermindert es bei bestehenden Stichen entzündliche Reaktionen. Als Gewürz fördern Nelken die Verdauung, unterstützen die Behandlung bei Magengeschwüren und helfen bei Mundgeruch.

Nebenwirkungen: Ätherisches Nelkenöl nur verdünnt anwenden, sonst kann es zu Hautreizungen kommen.

Kontraindikationen: Keine bekannt. Wegen des intensiven Geschmacks eignet sich Gewürznelkenöl für Kleinkinder jedoch nicht für die Anwendung im Mundraum.

Darreichungsformen: Tee, Nelkenknospentinktur, Nelkenöl.

TIPP

FRISCHE-TEST

Gewürznelken von der besten Qualität stammen von den Molukken, Sansibar und Madagaskar. Ob sie reichlich (bis zu 15 %) ätherisches Öl enthalten, zeigt ein kleiner Test: Schwimmen sie auf der Wasseroberfläche, sind sie »ausgetrocknet«, stellen sie sich senkrecht oder gehen gar unter, ist der Gehalt hoch.

Goldrute

Solidago virgaurea

Die Echte Goldrute gehört zur Familie der Korbblütler und tritt in Eurasien, Nordafrika und Nordamerika in Erscheinung. Sie ist eine krautige Pflanze und kann mit ihren runden, aufrechten Stängeln bis zu 1 m hoch werden. Die Blätter sind eiförmig bis länglich mit gezähntem Blattrand. Ihre goldgelben Blüten, endständig in dichten Rispen angeordnet, leuchten uns an Feld-, Wald- und Wegrändern sowie Flussufern schon von Weitem entgegen. Die buschigen Blüten brachten der Goldrute den Beinamen »Fuchsschwanz« ein. Sie blüht von Juli bis Oktober, bevorzugt trockene Böden in Wäldern und auf Waldlichtungen und ihr Duft ist angenehm und leicht. Die einzige bei uns heimische Art, die Echte Goldrute, hat Ähnlichkeit mit der Kanadischen Goldrute, die aus Nordamerika eingeführt wurde. Diese hat auch Heilwirkungen, aber eine etwas andere Wirkstoffzusammensetzung.

Verwendete Pflanzenteile: Alle über der Erde wachsenden Teile.

Inhaltsstoffe: Flavonoide, Triterpensaponine, ätherische Öle, Gerbstoffe.

Eigenschaften: Die Goldrute fördert die Harnausscheidung, wirkt keimwidrig, krampflösend und entzündungshemmend. Außerdem harmonisiert sie das Immunsystem und senkt den Blutdruck. Daneben wirkt sie Tumoren entgegen.

Haupteinsatzgebiete: Vor allem Entzündungen der ableitenden Harnwege, akute und chronische Nierenerkrankungen, Nierengries sowie Ödeme. Auch zur Durchspülungstherapie bei Gicht und Rheuma.

Nebenwirkungen: Keine bekannt.

Kontraindikationen: Vorsicht bei einer Allergie gegen Korbblütler, Goldrute ist aber meist verträglich. Nicht anwenden bei Ödemen (Wassereinlagerungen) durch eine eingeschränkte Herz- und Nierentätigkeit.

Darreichungsformen: Tee, Tinkturen, Fertigarzneien (Mono- und Kombinationspräparate).

Kamille

Matricaria chamomilla/recutita

Die Echte Kamille aus der Familie der Korbblütler wächst überall in Europa, aber auch in Australien und Nordamerika. Sie ist eine einjährige, krautige, bis 50 cm hohe Pflanze, die meist auf nährstoffreichem Boden wie Äckern zu finden ist. Unter den vielen Pflanzen, die ihr ähneln, erkennen wir sie an ihrem typischen Duft. Die kahlen, aufrechten Stängel verzweigen sich nach oben, und an ihrem Ende erscheinen von Mitte Mai bis August die hübschen weißen Blütenkränze um den gelben, sich vorwölbenden, innen hohlen Blütenstand, auch er ist ein unverwechselbares Merkmal.

Verwendete Pflanzenteile: Blüten, gelegentlich auch das blühende Kraut.

Inhaltsstoffe: Ätherisches Öl, etwa Matricin (daraus gewinnt man den Wirkstoff Chamazulen) und Alpha-Bisabolol, Flavonoide, Schleimstoffe, Cumarine.
Eigenschaften: Kamille wirkt entzündungshemmend, bakteriostatisch und antibakteriell, entkrampfend und pilzwidrig. Die in ihr enthaltenen Schleimstoffe haben zusätzlich eine reizlindernde und immunstimulierende Wirkung. Kamille beeinflusst die Zellregeneration positiv und unterstützt den Wundverschluss.
Haupteinsatzgebiete: Krampfartige und entzündliche Beschwerden im Magen-Darm-Bereich, entzündliche Erkrankungen der oberen Luftwege, Reizhusten und bakterielle Infekte im Mund-Rachen-Bereich. Äußerlich bei Hautinfektionen, Wunden, Furunkeln, Frostbeulen und leichten Verbrennungen sowie Zahnfleischentzündungen. Ein weiteres Einsatzgebiet sind Entzündungen und Krämpfe im weiblichen Genitalbereich. Als Sitzbad hilft sie bei Schmerzen im Analbereich wie bei Hämorrhoiden. Im Augenbereich dagegen sollte Kamille nicht angewandt werden, da ihre Inhaltsstoffe die Augen reizen!
Nebenwirkungen: In seltenen Fällen können allergische Reaktionen auftreten.
Kontraindikationen: Allergie gegen Korbblütler.
Darreichungsformen: Tee, Tinktur, Frischpflanzenpresssaft, Fertigarzneien (Mono- und Kombinationspräparate).

Kapuzinerkresse

Tropaeolum majus

Diese hübsche Staude ist in den Bergen Südamerikas zu Hause. In Europa verschönert sie als Zier- und Nutzpflanze Gärten und Balkone. Sie klettert oder kriecht mit ihren kahlen Stängeln und langen Stielen, an denen sattgrüne, fast runde, glattrandige und leicht wachstuchartige Blätter sitzen. Sie blüht hellgelb oder leuchtend gelb bis orange und rot. Die Farben mischen sich auf den hübschen fünfblättrigen Blüten, man sieht sie in ihrer ganzen Pracht von Mai bis Oktober. Fällt eine Blüte ab, bildet sich eine dreiteilige, kapselartige Frucht, aus den enthaltenen Samen keimen sehr leicht neue Pflanzen.
Verwendete Pflanzenteile: Blätter, Blüten, Samen.
Inhaltsstoffe: Senfölglykoside, Carotinoide, Anthocyanidine, Flavonoide und Phenole, Vitamin C. Die enthaltenen Senfölglykoside dienen der Pflanze als Fraßschutz und wirken auf viele Organismen giftig, was auch ihren großen Nutzen bei bakteriellen Infektionen erklärt.
Eigenschaften: Kapuzinerkresse wirkt antibiotisch, antiviral, pilzwidrig, schleimlösend und desinfizierend. Sie fördert die Durchblutung und stärkt die Abwehr.
Haupteinsatzgebiete: Harnwegsinfekte und Infektionen der oberen Luftwege, Nebenhöhlenentzündung und Bronchitis. Durch

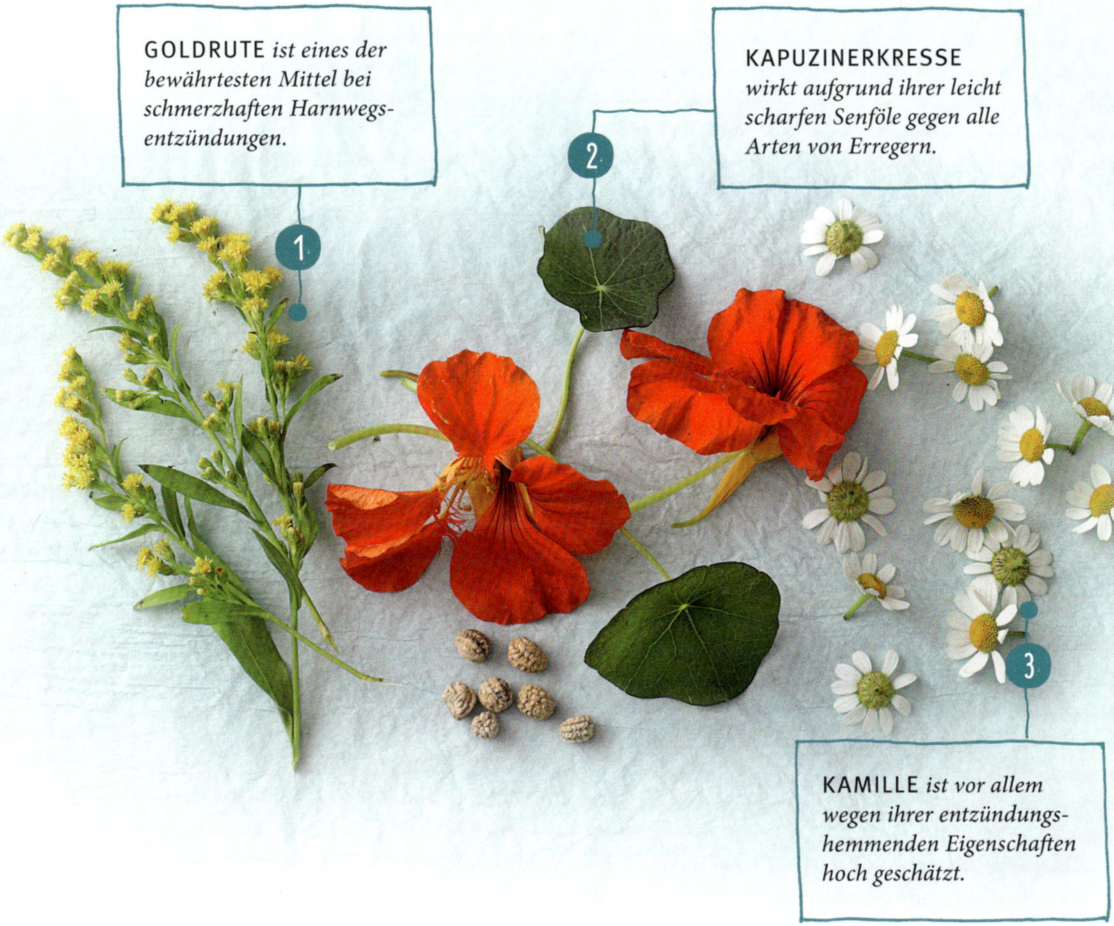
GOLDRUTE *ist eines der bewährtesten Mittel bei schmerzhaften Harnwegs-entzündungen.*
1
2
KAPUZINERKRESSE *wirkt aufgrund ihrer leicht scharfen Senföle gegen alle Arten von Erregern.*
3
KAMILLE *ist vor allem wegen ihrer entzündungs-hemmenden Eigenschaften hoch geschätzt.*

das reichlich enthaltene Vitamin C unterstützt sie eine schwache Abwehr und bringt uns wieder auf die Beine.
Nebenwirkungen: Einnahme maximal 6 Wochen! Es kann zu Kontaktallergien kommen. Die enthaltenen Senföle können Haut und Schleimhäute reizen, auch die Magenschleimhaut.
Kontraindikationen: Magen- und Darmgeschwüre, Nierenerkrankungen. Nicht bei Kindern unter 6 Jahren anwenden.
Darreichungsformen: Tee, Tinktur, Fertigarzneien (Kombinationspräparate). Frische Samen und Blüten bereichern Salate und Dips mit viel Vitamin C und unterstützen die Entschlackungskur im Frühjahr.

Knoblauch

Allium sativum

Der Knoblauch gehört zur Familie der Lauchgewächse und ist im Mittelmeergebiet beheimatet. Bei uns wird er heute überall kultiviert. Die von feinen, weißen Hüllblättern eingefasste Zwiebel entwickelt einen bis 1 m hohen, runden, kahlen Trieb, der bis zur Hälfte von ganzrandigen und spitz zulaufenden Blättern umgeben ist. An seiner Spitze bildet sich eine rosa- bis lilafarbene Blütendolde, die einige kleine, ebenfalls aromatische Brutzwiebeln entwickelt. Knoblauch wird im Spätsommer geerntet; kühl und dunkel gelagert behalten die Knollen lange ihre wertvollen Inhaltsstoffe.

Die aromatische Knolle ist in der Küche wie in der Hausapotheke einfach unentbehrlich.

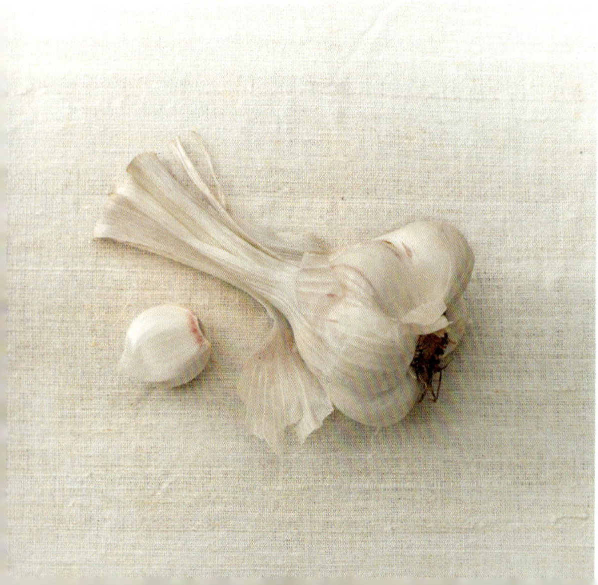

Verwendete Pflanzenteile: Zwiebel.
Inhaltsstoffe: Alliin, eine schwefelhaltige Aminosäure, Flavonoide, Polysaccharide, Selen (ein essenzielles Spurenelement), viele Vitamine und Mineralstoffe.
Eigenschaften: Knoblauch ist antibiotisch, pilzwidrig und durchblutungsfördernd. Er hemmt die Arterienverkalkung, senkt den Cholesterinwert und ist antientzündlich. Zusätzlich hemmt er die Thromboseentstehung und ist blutdrucksenkend. Man vermutet außerdem einen wachstumshemmenden Einfluss auf Tumore.
Haupteinsatzgebiete: Zu hoher Blutdruck, hohe Blutfettwerte, zur Vorbeugung von Gefäßveränderungen und bei Arteriosklerose. Außerdem Entzündungen der Atemwege und Keuchhusten sowie krampfartige Verdauungsstörungen und Blähungen, Scheidenentzündungen und Scheidenpilz. Zusätzlich aktiviert Knoblauch unser Immunsystem.
Nebenwirkungen: Es kann zu Allergien oder Störungen im Magen-Darm-Bereich kommen, bei niedrigem Blutdruck vorsichtig dosieren.
Kontraindikationen: Vorsicht bei der Einnahme von Blutverdünnern wie zum Beispiel Marcumar, da Knoblauch ebenfalls das Blut verdünnt! Nur in Absprache mit dem Arzt verwenden.
Darreichungsformen: Tinktur, Fertigarzneien (Mono- und Kombinationspräparate), Pflanzensaft, Pulver, frische Zehen.

Meerrettich

Armoracia rusticana

Bekannt ist vor allem die kräftige, scharfe Wurzel des Meerrettichs als Beigabe zu Fleisch, Wurst, Fisch und Saucen. Ursprünglich stammt die in Franken und Altbayern Kren genannte Pflanze aus Ost- und Südeuropa, heute wird sie überall in Mitteleuropa kultiviert. Aus der senkrechten, bis 60 cm langen Pfahlwurzel treiben große, glänzend sattgrüne, bis zu 1,50 m hohe Blätter mit starker Mittelrippe. Die kleinen weißen Blüten zeigen sich von Mai bis Juli, sie hängen in vielzähligen Trauben am verzweigten Stängel. Meerrettich ist extrem kälteresistent.
Verwendete Pflanzenteile: Wurzel.
Inhaltsstoffe: Senfölgykoside, vor allem Sinigrin, Allicin und Gluconasturtin, Vitamin C, ätherische Öle, Kalium.

WICHTIG

GUT AUFBEWAHRT

Die Wirksamkeit des frischen Meerrettichs ist erheblich höher als die der getrockneten Wurzel. Bewahren Sie die Wurzel in eine Papiertüte gepackt im Gemüsefach des Kühlschranks auf. Die eingenommene Dosis sollte bei Erwachsenen 15 g pro Tag nicht überschreiten!

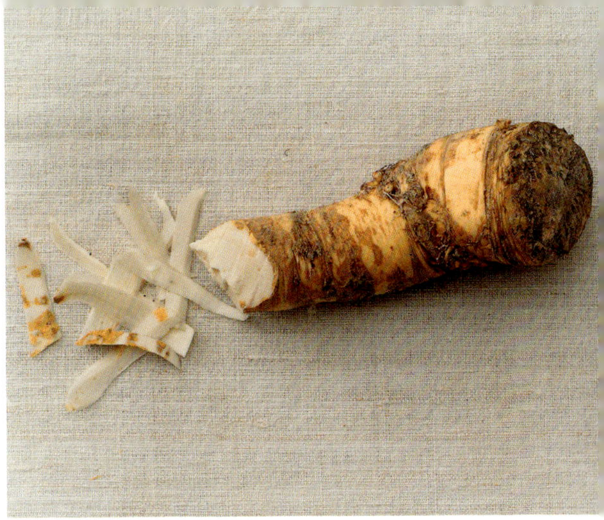

Es lohnt sich immer, auf dem Bauernmarkt nach frischem »Kren« Ausschau zu halten!

Eigenschaften: Antimikrobiell, entkrampfend und durchblutungsfördernd. Auch wachstumshemmende Auswirkungen auf bösartige Tumore werden ihm zugesprochen.
Haupteinsatzgebiete: Bakterielle Harnwegsinfekte sowie Infektionen der Atemwege, Erkrankungen der Galle und der Leber. Aufgrund seiner durchblutungsanregenden Wirkung äußerlich bei Rheuma, Gicht und Muskelschmerzen. Mit ihrem hohen Vitamin-C-Gehalt stärkt frische Meerrettichwurzel zudem die Abwehr.
Nebenwirkungen: Längere oder hochdosierte Anwendung kann zu Schleimhautreizungen in Magen und Darm führen.
Kontraindikationen: Nierenerkrankungen sowie Magen- oder Darmgeschwüre. Nicht für Kinder unter 4 Jahren.
Darreichungsformen: Tee, Pflanzensaft, Fertigarznei (Kombinationspräparate).

Odermennig

Agrimonia eupatoria

Der Gemeine Odermennig ist in Nord- und Mitteleuropa weit verbreitet und gehört zur Familie der Rosengewächse. Der Stängel des Odermennigs ist wenig verzweigt, behaart und kräftig. Seine Blätter sind unpaarig gefiedert und grob gezähnt. Von Juni bis September bilden sich an seiner Spitze gelbe, traubige Blüten. Diese warten mit reichlich Pollen auf und sind deshalb eine wichtige Bienenweide. Die Blüten entwickeln sich zu kleinen »Kletten«, die am Fell von Tieren hängen bleiben. Odermennig kann bis zu 1 m hoch wachsen, steht an Hecken, Zäunen und auf Weiden und bevorzugt lehmigen oder kalkhaltigen Boden. Der Geschmack ist leicht bitter, und man merkt im Mund deutlich die zusammenziehende Wirkung.

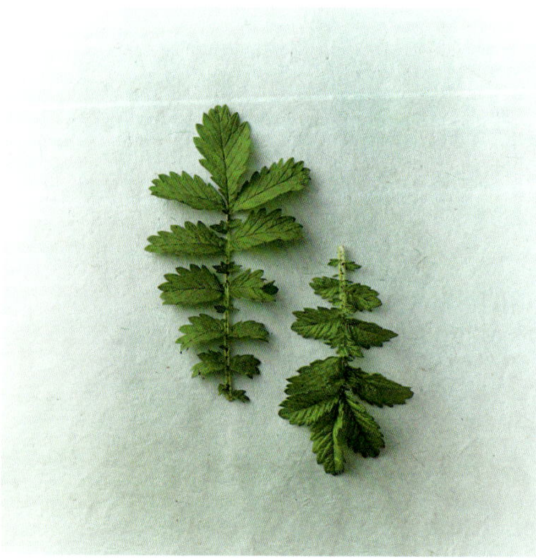

Die Volksnamen: Leberklee, Milzblüh, Brustwurz, Magenkraut, Königskraut, Lebenskraut ...

Verwendete Pflanzenteile: Das kurz vor oder während der Blüte geerntete Kraut.

Inhaltsstoffe: Gerbstoffe, vor allem Catechingerbstoff, Kieselsäure, Triterpene, Flavonoide, ätherisches Öl, Bitterstoffe.

Eigenschaften: Odermennig wirkt durch seine Gerbstoffe vor allem zusammenziehend auf die Schleimhäute. Zusätzlich hemmt er das Wachstum von Bakterien und hat entzündungshemmende Eigenschaften. Er wirkt leicht oberflächenbetäubend, appetitanregend, außerdem zellstabilisierend, wodurch er zum Beispiel beim Abheilen entzündeter Hautstellen hilft.

Haupteinsatzgebiete: Regulierend bei akuten Durchfallerkrankungen sowie bei unspezifischen oder akuten Darmentzündungen. Außerdem nutzt man seine regulierenden Eigenschaften auf Leber und Galle bei Neigung zu erhöhten Harnsäurewerten (etwa bei Gicht). Zusätzlich nutzt man ihn bei Mund- und Rachenentzündungen zum Gurgeln, bei Hautverletzungen und Psoriasis als Auflage, bei Rheuma, Gliederschmerzen und Unterleibserkrankungen für Teilbäder. In der Volksmedizin hat er sich bei der Pflege der Stimmbänder für Sänger bewährt.

Nebenwirkungen: Keine bekannt.

Kontraindikationen: Keine bekannt.

Darreichungsformen: Tee, Tinktur.

Papaya

Carica papaya

Die in den Tropen beheimatete, schnell wachsende, baumartige Pflanze aus der Familie der Melonenbaumgewächse hat einen unverzweigten, in der Mitte hohlen Stamm und große, lang gestielte, tief gelappte Blätter. Sie ist zweihäusig: Man findet an einer Pflanze nur männliche oder weibliche Blüten. Die männlichen Blüten sind hellgelbe Rispen, die weiblichen sitzen stammnah in den Blattachseln. Die Früchte wachsen häufig in Trauben von bis zu neun einzelnen Früchten. Die Schale der unreifen Früchte ist grün, mit der Reifung färbt sie sich gelbgrün bis gelborange. Die saftigen Früchte haben eine birnen- oder kürbisartige Form und werden 400 Gramm bis 5 Kilogramm schwer! Das orangefarbene Fruchtfleisch enthält in der Mitte viele schwarze, runde, aromatisch-scharfe Samen, die mitgegessen werden können. Das Fruchtfleisch ist süß, sein Geschmack erinnert an Melonen.

Verwendete Pflanzenteile: Blätter, Samen, Milchsaft der unreifen Früchte.

Inhaltsstoffe: Enzyme wie Papain; Saponine, Kalium, Magnesium, Vitamin C.

Eigenschaften: Die Enzyme wirken eiweißspaltend, antimikrobiell, wurmwidrig, entzündungshemmend, schmerzstillend und hemmen die Geschwürbildung. Außerdem unterstützen sie die Auflösung von Fibrin und somit von Blutgerinnseln.

Haupteinsatzgebiete: Eingeschränkte Tätigkeit der Bauchspeicheldrüse, Durchfall, Darminfektionen, Darmparasiten. Das Kauen der getrockneten Samen kann Reisedurchfall lindern. Papaya hilft auch bei verletzungsbedingten Ödemen und Blutgerinnseln. Sie unterstützt die Entgiftung und fördert die Verdauung, etwa von Fleisch.

Nebenwirkungen: Verstärkte Blutungsneigung, selten treten Allergien auf.

Kontraindikationen: Schwangerschaft, Gerinnungsstörungen, erhöhte Blutungsneigung sowie Einnahme von Medikamenten, welche die Gerinnung beeinflussen.

Darreichungsformen: Frische Frucht, Kapseln, Pulver.

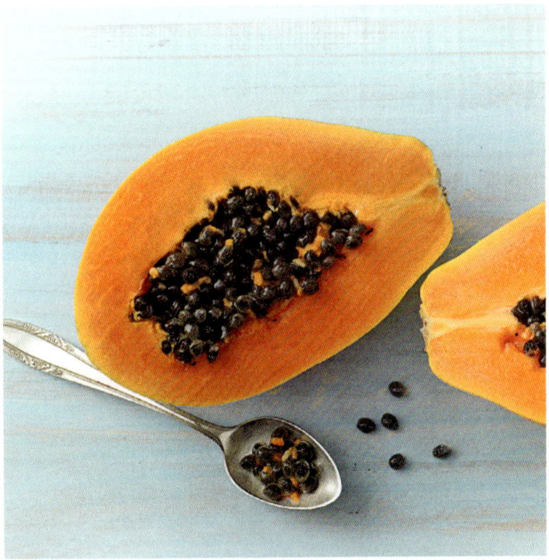

Papaya verarbeitet man in Thailand zu köstlichem Salat, Rezepte finden Sie im Internet.

GRAPEFRUITKERNEXTRAKT: EIN FRUCHTIGES RUNDUMTALENT

Der Extrakt aus gemahlenen Grapefruitkernen gewinnt bei uns immer mehr Fans. Wie so oft in der Geschichte der Heilkunde wurde auch seine Wirkung zufällig entdeckt: Der Arzt und Immunologe Dr. Jacob Harich (1919–1996) bemerkte, dass die Kerne von Grapefruits auf seinem Komposthaufen nicht verrotteten. Daraus schloss er, dass sie einen Stoff enthalten, welcher der mikrobiellen Zersetzung lange Zeit etwas entgegenzusetzen hat.

In wissenschaftlichen Forschungen zeigte sich daraufhin tatsächlich, dass der Extrakt ein hochwirksames antimikrobielles Medikament ist, das unter anderem Bioflavonoide, Glykoside und Ascorbinsäure enthält. So begeistert, wie die Befürworter für dieses Mittel eintreten, so vehement sprechen ihm die Gegner Wirksamkeit und Unbedenklichkeit ab: Das deutsche Bundesinstitut für gesundheitlichen Verbraucherschutz und Veterinärmedizin (BgVV) hat 1998 zur Vorsicht aufgerufen. Es geht hierbei jedoch nicht um Inhaltsstoffe der Kerne selbst, sondern um einen nicht für Lebensmittel zugelassenen Konservierungsstoff, der in Grapefruitkernextrakten enthalten sein soll.

UMFANGREICHES WIRKSPEKTRUM

Die Befürworter dagegen plädieren, dass das Mittel gegen über 700 Bakterienstämme und zusätzlich gegen viele Pilzarten, Viren und Parasiten hoch wirksam ist. Außerdem soll es, richtig dosiert und eingesetzt, unsere Abwehrkräfte steigern und kaum Nebenwirkungen haben. Grapefruitkernextrakt wirkt antioxidativ und somit dem Alterungsprozess entgegen. Zudem ist er entzündungshemmend und regt das Herz-Kreislauf-System an.

HIER KANN GRAPEFRUITKERNEXTRAKT HELFEN

Der Extrakt kann bei allen Erkrankungen wirkungsvoll die Heilung unterstützen, die von Bakterien, Viren oder Pilzen ausgelöst werden, wie zum Beispiel Herpes, Scheidenpilz (Candidose) oder Infekte der Atemwege. Zusätzlich werden ihm positive Wirkungen bei Herz-Kreislauf-Störungen, Akne, Entzündungen im Mundraum beziehungsweise Zahnbereich, bei Rheuma und Ödemen zu-

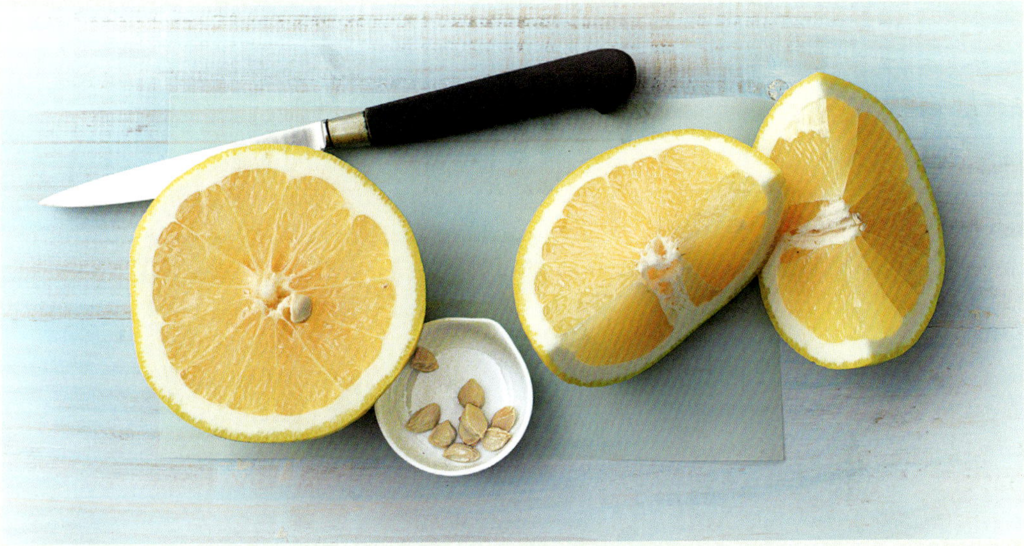

Wie das saftige, vitaminreiche Fruchtfleisch der Grapefruit haben auch die Kerne, in hochwertigen Präparaten verarbeitet, positive Wirkungen für die Gesundheit.

gesprochen. Er wird auch grippeprophylaktisch in der kalten Jahreszeit eingesetzt. Nebenwirkungen und Kontraindikationen sind bei richtiger Dosierung und Anwendung und hochwertigen Produkten keine bekannt.

BEIM KAUF AUF QUALITÄT ACHTEN

Den flüssigen Grapefruitkernextrakt (GKE) erhalten Sie in Apotheken, zum Beispiel CitroBiotic® Grapefruitkernextrakt BIO oder CitroPlus 800®.

Achten Sie beim Kauf unbedingt auf gute Qualität. Es sollten keine Pestizidrückstände enthalten sein, was am ehesten bei biologisch angebauten Grapefruits gewährleistet ist. Ebenso sollten Sie von billigen GKE-Produkten mit alkoholischen Zusätzen Abstand nehmen, des Weiteren von Produkten mit Konservierungsstoffen, welche Hautreizungen und andere Nebenwirkungen hervorrufen können.

Ein guter Grapefruitkernextrakt ist also

- aus kontrolliert biologischem Anbau,
- frei von Alkohol,
- frei von Konservierungsstoffen.
- möglichst in Deutschland hergestellt.

Trifft dies alles zu, sind Wirksamkeit und Unbedenklichkeit (nach aktuellem Kenntnisstand) sowie hygienische Standards gewährleistet.

Pfefferminze

Mentha x piperita

Die Pfefferminze aus der Familie der Lippenblütler ist eine wohl durch Zufall entstandene Kreuzung zweier Minze-Arten. Oft findet man aus den Gärten verwilderte Pfefferminze in Süddeutschland wie auch in Südengland, Südeuropa, Nord- und Südamerika. Die Staude kann bis rund 70 cm hoch werden. Sie hat behaarte, wenig verzweigte, vierkantige Stängel mit eiförmigen, gezähnten Blättern. Reibt man die Blätter zwischen den Fingern, verströmen sie den frisch-würzigen Minzgeruch. Am Stängelende stehen von Juli bis September rosa- bis lilafarbene Blüten in dichten Büscheln.

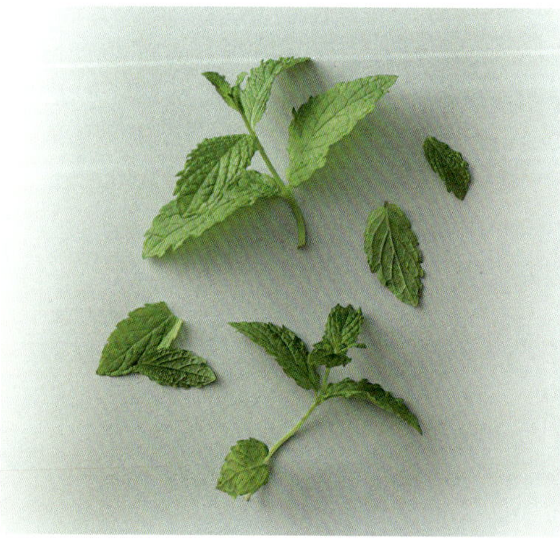

Pfefferminztee schmeckt auch kalt – im Sommer mit Zitrone ein herrlicher Durstlöscher.

Verwendete Pflanzenteile: Blätter.

Inhaltsstoffe: Ätherisches Öl, vor allem Menthol; Gerbstoffe, Flavonoide und Bitterstoffe.

Eigenschaften: Pfefferminzblätter wirken antiseptisch, antibakteriell und pilzwidrig. Sie haben entkrampfende, blähungswidrige und appetitanregende Eigenschaften und stimulieren die Magen- und Gallensaftproduktion. Äußerlich angewendet wirken sie kühlend, durchblutungsfördernd und schmerzstillend. Zudem hat Pfefferminze eine leicht beruhigende Wirkung.

Haupteinsatzgebiete: Gastritis, Übelkeit, Erbrechen und krampfartige Schmerzen im Magen-Darm-Bereich. Zum Inhalieren bei Husten und Erkältung. Äußerlich entfaltet sie ihre Wirkung bei Migräne, neuralgischen Schmerzen und stumpfen Verletzungen des Bewegungsapparats.

Nebenwirkungen: Bei empfindlichen Menschen kann es zu Magenbeschwerden kommen – eventuell geringer dosieren, Präparate mit einer Mentholkonzentration von mehr als 10 % sowie unverdünntes ätherisches Öl meiden!

Kontraindikationen: Bei Gallensteinen, Gallenverschluss, Gallenblasenentzündung und Leberschäden nicht anwenden. Bei Säuglingen und Kleinkindern nicht im Bereich von Gesicht und Nase einsetzen! Nicht im Bereich der Augen anwenden.

Darreichungsformen: Tee, Tinktur, Fertigarzneien (Mono- und Kombinationspräparate), ätherisches Öl.

Ringelblume

Calendula officinalis

Die Ringelblume, auch Goldblume oder fälschlicherweise Butterblume genannt, gehört zu der Familie der Korbblütler und ist in Mittel- und Südeuropa, Westasien und Amerika zu Hause. Die einjährige, selten zweijährige Pflanze wird bis 50 cm hoch und ziert viele Gärten. Ihre Stängel sind filzig behaart, eckig und teilweise verzweigt, die Blätter breitlanzettlich und meist ganzrandig. Mit ihren von Mai bis Ende September erscheinenden leuchtend orangefarbenen und gelben Blüten, die ein wenig wie gelackt aussehen, hat sie eine warme und freundliche Ausstrahlung. Aus den Blüten entwickeln sich mehr oder weniger sichelförmige Früchte, die teils kleine Häkchen haben.

Verwendete Pflanzenteile: Blüten.

Inhaltsstoffe: Ätherische Öle, Bitterstoffe, Triterpensaponine, Polysaccharide, Flavonoide, Karotinoide.

Eigenschaften: Ringelblume wirkt entzündungshemmend, ödemreduzierend, antimikrobiell, pilzwidrig und virustötend. Sie dient dem Hautverschluss bei offenen Wunden und der Zellneubildung. Innerlich wirkt sie krampflösend, entzündungshemmend und beruhigend.

Haupteinsatzgebiete: Vor allem sehr wirksam bei infizierten und schlecht heilenden Wunden, Entzündungen der Haut und Schleimhaut, Verbrennungen, Ekzemen und Abszessen, auch bei Akne und Herpes. Innerlich eingenommen hilft Ringelblume bei Leber- und Galle- sowie Magen- und Darmbeschwerden. Äußerlich hilft sie bei offenen Beinen, ebenso bei den Anfängen von Dekubitus (Wundliegen). Zusätzlich findet sie bei Bienenstichen, Erfrierungen sowie bei Erkrankungen der venösen Gefäße Anwendung.

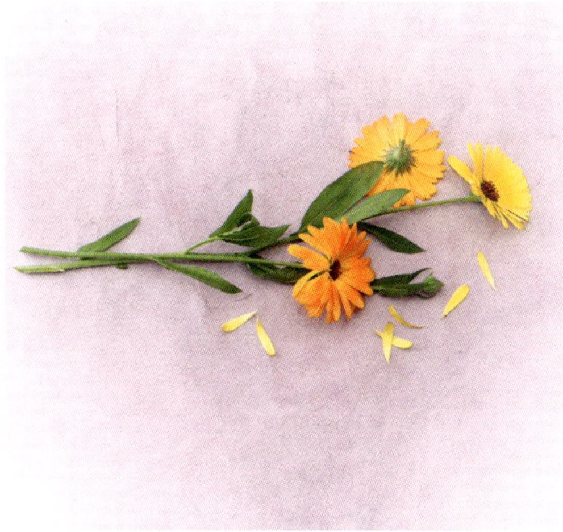

Die Ringelblume ist eine der klassischen Blumen fürs »Er liebt mich, er liebt mich nicht«.

Nebenwirkungen: Es können selten Allergien auftreten.

Kontraindikationen: Vorsicht bei Korbblütlerallergie, allerdings ist Ringelblume meist verträglich.

Darreichungsformen: Tee, Tinktur, Fertigarzneien (Mono- und Kombinationspräparat), Salbe, Creme, Gel.

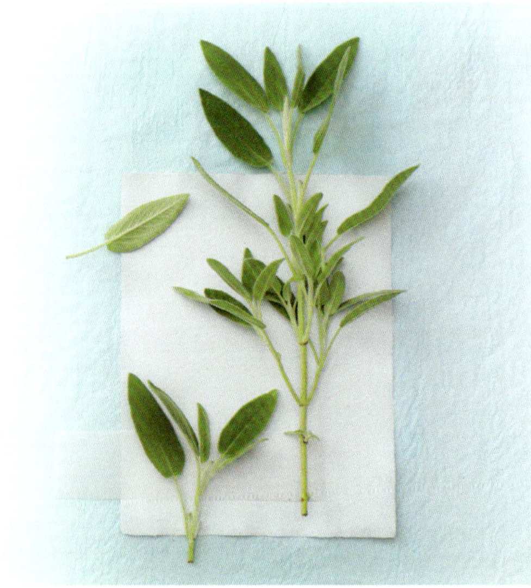

Salbei ist eine ganz hervorragende Bienenweide, auch deshalb gehört er in jeden Garten.

Salbei

Salvia officinalis

Der (auch: die) Salbei gehört zu den Lippenblütlern. Die Pflanze liebt wärmere Gefilde mit viel Sonne, man findet sie jedoch fast weltweit. Sie wird rund 70 cm hoch, hat einen vierkantigen Stängel, die Blätter sind graugrün bis silbrig, schmal lanzettlich mit weißlich filziger Unterseite und »runzeliger« Oberseite. Die blauvioletten Blüten in den ährigen Blütenständen erscheinen von April bis Juli.
Verwendete Pflanzenteile: Blätter.
Inhaltsstoffe: Ätherisches Öl, Gerbstoffe, Bitterstoffe, Triterpene und Flavonoide.
Eigenschaften: Entzündungshemmend, antimikrobiell und pilzwidrig. Zudem hat Salbei einen zusammenziehenden Effekt auf die Schleimhäute, ist krampflösend, hemmt Schweißbildung und Milchbildung.
Haupteinsatzgebiete: Entzündungen im Mund- und Rachenraum, Zahnfleischentzündungen und Herpes, außerdem Entzündungen der Darmschleimhaut, Blähungen, Völlegefühl und Durchfall. Er wirkt zusätzlich bei störendem Schwitzen, etwa im Klimakterium, und wird zum Abstillen eingesetzt.
Nebenwirkungen: Bei zu hoher und/oder zu langer Dosierung kann es zu Krämpfen und Schwindel sowie Herzrasen kommen.
Kontraindikationen: Salbei nicht innerlich in der Schwangerschaft und Stillzeit anwenden, da er die Milchbildung hemmt.
Darreichungsformen: Tee, Tinktur, Heilpflanzensaft, Fertigarzneien (Mono- und Kombinationspräparate).

TIPP

SÜDLICHER DUFT

Reines ätherisches Salbeiöl verleiht Ihrem Zuhause einen warmen, mediterranen Duft, der die Gedanken klärt, aufmuntert und kräftigt – und nebenbei Schädlinge wie Motten abstößt. Geben Sie einfach einige Tropfen ins Putzwasser für Böden und Schränke.

Schafgarbe

Achillea millefolium

Die Schafgarbe aus der Familie der Korbblütler ist europaweit bis Sibirien sowie im Himalaya, in Neuseeland und Nordamerika verbreitet. Sie wird bis 80 cm hoch und hat einen aufrechten, holzigen, leicht behaarten Stängel mit vielen fein gefiederten Blättchen, weshalb sie auch »Venusaugenbraue« genannt wird (entsprechend war im Mittelalter ihr botanischer Name »Supercilium veneris«). Sie blüht von Juni bis Oktober in weißen, seltener in rosa Scheindolden. Man findet sie auf Wiesen und Weiden, in Gärten, an Waldrändern, Bahndämmen, Zäunen und Feldwegen. Die aromatisch herb duftende Pflanze ist äußerst widerstandsfähig und genügsam.

Verwendete Pflanzenteile: Blüten, Kraut.

Inhaltsstoffe: Bitterstoffe, ätherisches Öl, Flavonoide, Cumarine, Monoterpene, Sesquiterpene, vor allem Proazulene (Matricin und Achillicin) sowie Mineralstoffe, vor allem Kalium.

Eigenschaften: Sie ist antibakteriell, entkrampfend, entzündungshemmend, pilzwidrig und blutstillend. Außerdem besitzt sie blähungswidrige, appetitanregende, kräftigende Eigenschaften. Sie unterstützt die Gallen- und Leberfunktion.

Haupteinsatzgebiete: Krampfartige Schmerzen im Bauchbereich, dazu gehören Entzündungen der Magen-Darm-Schleimhaut, Durchfälle, Blähungen, Krämpfe, Magengeschwüre, Gallenbeschwerden, aber auch Menstruationskrämpfe (bereits einige Tage zuvor mit der Teekur beginnen!) und Lebererkrankungen. Zusätzlich wird sie als Blutstiller und Wundheilmittel eingesetzt. Als Zutat zu einem körperwarmen Sitzbad bei Hämorrhoidenblutungen.

Nebenwirkungen: In seltenen Fällen kann es zu Allergien kommen.

Kontraindikationen: Allergie gegen Korbblütler.

Darreichungsformen: Tee, Tinktur, Heilpflanzensaft, Fertigarzneien (Kombinationspräparate).

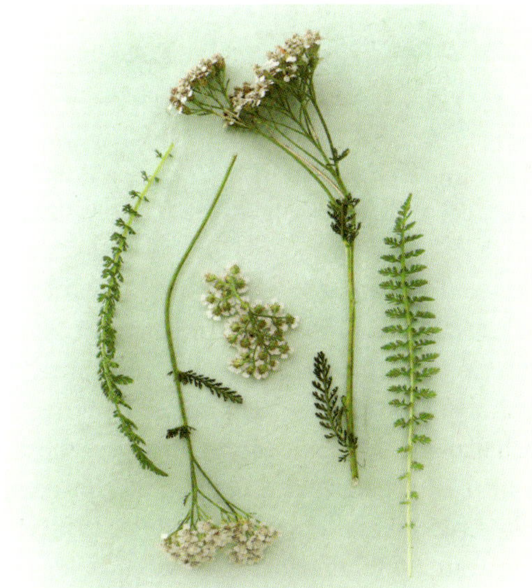

Der botanische Name erinnert an Achilles, der damit Wunden seiner Gefährten behandelte.

Sonnenhut

Echinacea pupurea

Der Sonnenhut aus der Familie der Korbblütler kommt ursprünglich aus Nordamerika, wird heute jedoch weltweit kultiviert. Er liebt es sonnig und kann bis zu150 cm Höhe erreichen. Die Stängel sind oft unverzweigt, sie haben bis zu 20 cm lange, ganzrandige Blätter mit rauer Oberfläche. Die Blütenblätter stehen in einem hübschen Kranz um die gelbbraune, igelförmige Mitte und sind auffällig pink-rot. Die Pflanze blüht von Juni bis September.

Verwendete Pflanzenteile: Kraut.

Inhaltsstoffe: Polysaccharide, Kaffeesäurederivate (vor allem Zichoriensäure), ätherisches Öl, Flavonoide, Alkylamide.

Eigenschaften: Sonnenhut hat einen positiven Einfluss auf das Immunsystem: Er stärkt unsere Abwehrkräfte, wirkt entzündungshemmend, antiviral, antibakteriell und senkt die Infektanfälligkeit. Äußerlich unterstützt er die Wundheilung.

Haupteinsatzgebiete: Oft wiederkehrende Infekte der Atem- und Harnwege, Entzündungen im unteren Bauchraum (Eierstock-, Gebärmutterschleimhaut-, Nebenhoden-, Prostataentzündung), Herpes. Äußerlich bei schlecht heilenden Wunden.

Nebenwirkungen: Maximal 2 Wochen am Stück einnehmen, sonst »gewöhnt« sich das Immunsystem an die Unterstützung und fährt seine eigene Leistung herunter. Bei zu hoher Dosis besteht Gefahr von Schüttelfrost, Fieber und Übelkeit mit Erbrechen.

Kontraindikationen: Allergie gegen Korbblütler sowie fortgeschrittene Systemerkrankungen (etwa HIV-Infektion, multiple Sklerose, Kollagenosen, Tuberkulose). Bei Diabetes und in der Schwangerschaft nur nach Absprache mit dem Arzt!

Darreichungsformen: Tee, Tinktur, Fertigarzneien (Mono- und Kombinationspräparat), Heilpflanzensaft.

Süßholz

Glycyrrhiza glabra

Die Süßholzpflanze gehört zur Familie der Schmetterlingsblütler, die wiederum der Familie der Hülsenfrüchtler untergeordnet ist. Man nennt sie auch Lakritzenwurzel oder Hustenwurzel, aus dem Saft der Wurzel wird Lakritze gewonnen. Beheimatet ist

INFO

KULTURERBE

Zentrum des Süßholzanbaus in Deutschland war im 16. Jahrhundert die Stadt Bamberg, wo diese Tradition heute im kleinen Stil wiederbelebt wird und in den zum Unesco-Weltkulturerbe zählenden Gärtnervierteln bewundert werden kann.

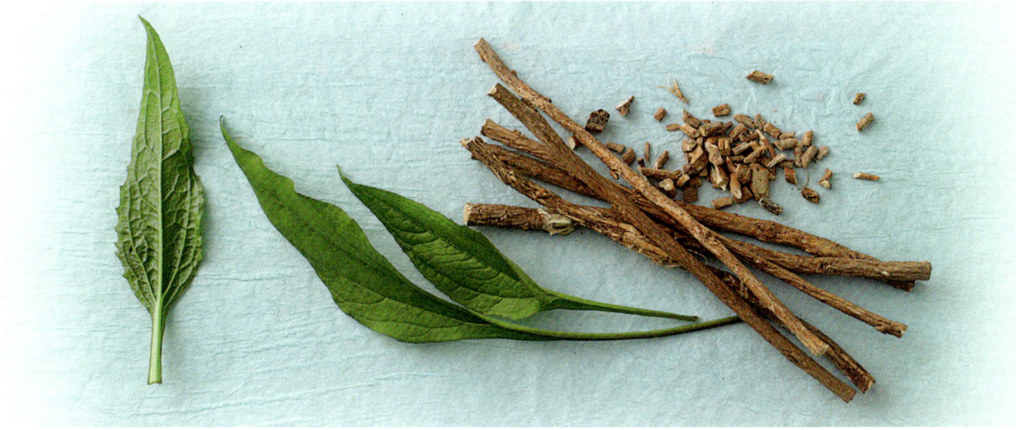

Zwei bei uns heimisch gewordene exotische Pflanzen, die sich großer Beliebtheit erfreuen: Sonnenhut in Präparaten zur Immunstärkung, Süßholz für natursüße Tees und zum Naschen.

die »Arzneipflanze des Jahres 2012« in der Mittelmeerregion und Westasien. Die bis 1,5 m hohe krautige Staude hat ein stark ausgeprägtes Wurzelsystem. Die Blätter sind wechselständig und gefiedert, die traubigen Blütenstände bringen in den Sommermonaten gelbe oder blaue Blüten hervor.
Verwendete Pflanzenteile: Wurzel.
Inhaltsstoffe: Triterpensaponine, Flavonoide, Cumarine, Phytosterole, Polysaccharide.
Eigenschaften: Süßholz wirkt stark entzündungshemmend, auswurffördernd und schützt die Schleimhäute, ist leberschützend und geschwürhemmend. Es hemmt den Abbau von Kortikoiden (Hormone der Nebenniere, die unter anderem Entzündungsreaktionen des Körpers hemmen), somit ist es hilfreich bei Allergien. Es wirkt entkrampfend, antibakteriell, pilzwidrig und unterstützt bei niedrigem Blutdruck.
Haupteinsatzgebiete: Gastritis, Reizmagen und Magen-Darm-Geschwüre. Ebenso Katarrhe der oberen Luftwege, Bronchitis und Asthma. Außerdem auch Schleimhautschäden im Magen, etwa bei gewohnheitsmäßiger Einnahme von Acetylsalicylsäure.
Nebenwirkungen: Zu lange und zu hoch dosierte Anwendung kann zu Ödemen, Bluthochdruck und Kaliumverlust sowie einem Verlust von Muskeleiweiß führen.
Kontraindikationen: Schwangerschaft, Bluthochdruck, Nierenstörungen, Kaliummangel, Lebererkrankungen, Leberzirrhose, Einnahme von Digitalisglykosiden.
Darreichungsformen: Tee, Tinktur, Fertigarzneien (Kombinationspräparate).

Teebaum

Melaleuca alternifolia

Der in Australien beheimatete Baum aus der Familie der Myrtengewächse hat einen dünnen Stamm und erreicht schnell eine Höhe bis zu 7 m. Er hat schmale, längliche Blätter und eine weiße, papierartige Rinde. Die Blüten sind hellgelb bis cremefarben.

Verwendete Pflanzenteile: Zweigspitzen und Blätter, aus denen durch Wasserdampfdestillation das ätherische Öl gewonnen wird.

Inhaltsstoffe: ätherisches Öl, vor allem Terpinen.

Eigenschaften: Teebaumöl ist antibakteriell, pilzwidrig, entzündungshemmend und leicht desinfizierend.

Haupteinsatzgebiete: Hautpilz, Akne, Herpes, Ekzeme und Schuppenflechte, ebenso Nagelbettentzündung, Soor, Furunkel, Abszesse und leichte Wundinfektionen (auch vorbeugend) bei Hautverletzungen. Zum Inhalieren bei Infekten der Atemwege sowie als Spülung bei Entzündungen im Mundraum.

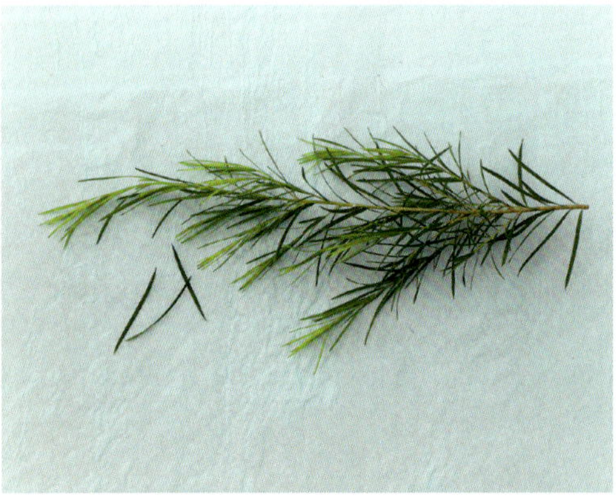

Die traditionelle Heilpflanze der australischen Bevölkerung wurde vom Penicillin verdrängt.

WICHTIG

BIO-QUALITÄT

Achten Sie beim Kauf von Teebaumöl auf die Bezeichnung »aus kontrolliert biologischem Anbau«! Es sind viele zweifelhafte Billigprodukte im Handel.

Nebenwirkungen: Um eine Kontaktallergie auszuschließen, geben Sie zunächst einen Tropfen Öl in Ihre Ellenbeuge: Rötet sich der Bereich oder beginnt zu jucken und zu brennen, verzichten Sie auf das Öl oder verwenden es stark verdünnt mit einem fetten Trägerstoff wie Sesamöl oder einer neutralen Creme. Bei häufiger Anwendung kann es zu Haut- und Schleimhautreizungen kommen. Das Bundesinstitut für Risikobewertung hat konzentriertes Teebaumöl als gesundheitsschädliche Substanz eingestuft, bei sachgemäßer Anwendung (stark verdünnen!) ist es aber ein sehr wertvolles Heilmittel.

Kontraindikationen: Keine bekannt.

Darreichungsformen: Ätherisches Öl. Es gibt gute Fertigprodukte mit Teebaumöl, doch Sie können auch einfach ein paar Tropfen eines guten Teebaumöls in Creme oder Öl mischen.

Thymian

Thymus vulgaris

Der Echte Thymian, auch Römischer Quendel genannt, gehört zur Pflanzenfamilie der Lippenblütler und ist in den wärmeren Teilen Europas bis in das gemäßigte Asien zu Hause. Der Halbstrauch wird 20 bis 30 cm hoch, die kleinen rosa bis lila Blüten erscheinen von Mai bis September. Die Blätter sind kurzstielig, elliptisch und ganzrandig, sie rollen sich an den Rändern etwas auf. Beim Zerreiben verströmen sie einen angenehmen aromatisch-würzigen Duft. Die beliebte Gewürzpflanze ist auch eine sehr kraftvolle Heilpflanze. Im Jahr 2006 war sie »Arzneipflanze des Jahres«.

Verwendete Pflanzenteile: Blätter, Blüten.

Inhaltsstoffe: Ätherisches Öl (unter anderem mit dem Monoterpen Thymol), Gerbstoffe, Bitterstoffe, Flavonoide.

Eigenschaften: Thymian wirkt vor allem auswurffördernd sowie schleim- und krampflösend. Er ist entzündungshemmend, antimikrobiell und antiviral und regt die Produktion von Verdauungssäften an. Weiterhin wirkt er desinfizierend, vor allem im Mund- und Rachenbereich, und fördert als Badezusatz die Durchblutung.

Haupteinsatzgebiete: Bronchialasthma, Bronchitis, grippale Infekte, Reizhusten und begleitend bei Keuchhusten. Lindernd wirkt Thymian bei Menstruationskrämpfen. Im Gurgelwasser wird er bei Entzündungen im Mund- und Rachenraum genutzt und als Badezusatz bei Erkältungen und rheumatischen Beschwerden. Zusätzlich kann er äußerlich als Wickel bei Mandelentzündung eingesetzt werden.

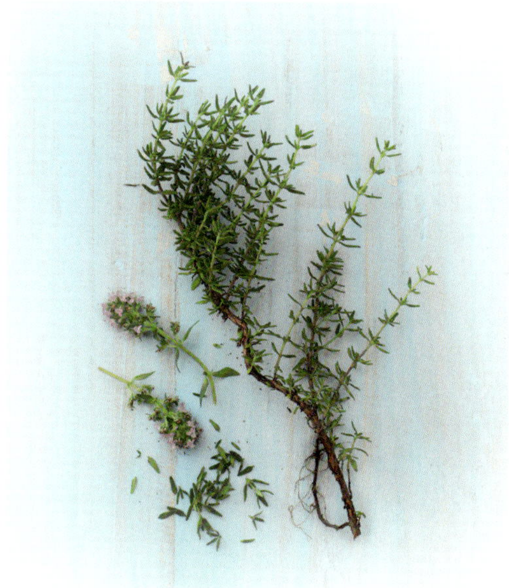

Thymiankraut war eine Hauptzutat der schützenden »Kräutermasken« mittelalterlicher Ärzte.

Nebenwirkungen: Keine bekannt.

Kontraindikationen: Nicht während der Schwangerschaft anwenden, denn Thymian fördert das Zusammenziehen der Gebärmutter (in geringen Mengen als Gewürz ist er unbedenklich).

Darreichungsformen: Tee, Tinktur, Frischpflanzenpresssaft, Salbe, Fertigarznei (Mono- und Kombinationspräparate).

Umckaloabo

Pelargonium sidoides

Die Kap-Pelargonie, aus deren Wurzel das sogenannte »Umckaloabo« (in der Sprache der Zulu so viel wie »schwerer Husten«) gewonnen wird, gehört zur Familie der Storchschnabelgewächse und ist in Südafrika beheimatet. Der Strauch wird 20 bis 60 cm hoch und hat herzförmige, samtig behaarte, silberfarbene Blätter. Die schmalen, dunkelroten Blüten stehen in Scheindolden. Die Wurzel ist dunkelbraun und knollig. Sie wird nach rund drei Jahren geerntet, da die Wirkstoffe dann am kräftigsten sind.
Verwendete Pflanzenteile: Die Wurzel.
Inhaltsstoffe: Unter anderem Gerbstoffe, Cumarine, Flavonoide, Phytosterole.
Eigenschaften: Umckaloabo wirkt antibakteriell und reguliert das Immunsystem.
Haupteinsatzgebiete: Akute und chronische Infektionen der Atemwege, Bronchitis. Früher zählten auch Mandel- und Nasennebenhöhlenentzündung zum Indikationsbereich, das musste mit der Nachzulassung 2005 aufgegeben werden.
Nebenwirkungen: Es kann zu allergischen Reaktionen wie Ausschlag oder zu Beschwerden im Magen-Darm-Bereich kommen. Die Wurzel hat viele Inhaltsstoffe mit Nebenwirkungen, deshalb kommen nur Fertigpräparate zum Einsatz, die von diesen Stoffen befreit wurden.
Kontraindikationen: Schwangerschaft und Stillzeit, Blutgerinnungsstörungen, Nieren- und Lebererkrankungen. Die Wirkung wird bis heute immer wieder von Wissenschaftlern infrage gestellt, zudem gab es Patentstreitigkeiten und es wird den Nutzern vorgeworfen, nötige Behandlungen mit chemischen Antibiotika gefährlich hinauszuzögern. Parallel dazu gibt es aber auch wissenschaftliche Erkenntnisse, die für den Einsatz von Umckaloabo sprechen. Nehmen Sie Umckaloabo-Präparate gleich bei den ersten Anzeichen einer Bronchitis. Für Kinder ab 6 Jahre gibt es in der Apotheke einen Saft aus der Wurzel.
Darreichungsformen: Fertigarzneien.

Wacholder

Juniperus communis

Der Wacholder gehört zur Familie der Zypressengewächse und steht an Berghängen, in Mooren und Heiden, vor allem auf der Nordhalbkugel der Erde. Er wächst langsam, ist immergrün, kann bis 6 m hoch werden und hat stachelige, nadelartige Blätter und blauschwarze beerenartige Zapfen, die erst nach zwei bis drei Jahren voll ausgereift sind. Sie sind unverzichtbar bei der Herstellung von Gin. Wacholder ist zweihäusig, es gibt also männliche und weibliche Pflanzen. Er steht unter Artenschutz!
Verwendete Pflanzenteile: Die Zapfen.
Inhaltsstoffe: Ätherisches Öl, Katechingerbstoffe, Inulin, Flavonoide, Harze.

Eigenschaften: Wacholder wirkt wassertreibend und entkrampfend auf die glatte Muskulatur (unter anderem die Harnwege), regt die Darmbewegung an, wirkt blutdrucksenkend, antiviral und hilft, eiweißreiche Flüssigkeiten, die sich im Rahmen entzündlicher Prozesse bilden, auszuscheiden. Zusätzlich unterstützt er die Verdauung, fördert den Appetit und die Durchblutung.
Haupteinsatzgebiete: Zur Durchspülungstherapie bei bakteriellen und entzündlichen Blasenentzündungen, ebenso bei Arthrose, Gicht und rheumatischen Erkrankungen. Unterstützend bei Verdauungsbeschwerden wie Sodbrennen, Völlegefühl, Aufstoßen.
Nebenwirkungen: Bei längerer Einnahme und hoher Dosis kann es zu Nierenschäden kommen! Immer nur wenige Wochen anwenden, nicht als Einzeldroge einsetzen, also immer mit anderen Pflanzen mischen.
Kontraindikationen: Schwangerschaft, Nierenerkrankungen und -schwäche.
Darreichungsformen: Tee (im Mörser gestoßene Früchte), Tinktur, ätherisches Öl, Fertigarzneien (Mono- und Kombinationspräparate).

Weißer Senf

Sinapis alba

Die Senfpflanze gehört zur Familie der Kreuzblütler und ist im Mittelmeerraum heimisch. Sie wird bis zu 1 m hoch, ist stark verzweigt und hat gezähnte Blätter. Sie zeigt von Juni bis Oktober viele leuchtend gelbe, kleine Blüten, die in doldigen Trauben stehen. Die sich daraus entwickelnden fast kugeligen, rund 2 mm großen Samen gibt es je nach Pflanzensorte in Weiß, Braun und Schwarz. In der Heilkunde hat vor allem der weiße Senf seinen festen Platz, er ist milder als der schwarze.
Inhaltsstoffe: Senfölglykoside, fette Öle, Sinalbin, Schleimstoffe, Proteine.
Eigenschaften: Senf wirkt durchblutungsfördernd, antientzündlich, schmerzlindernd und antimikrobiell. Innerlich eingenommen ist er appetitanregend, verdauungsfördernd, abführend und blähungswidrig.
Haupteinsatzgebiete: Als Speisenzusatz für eine gute Verdauung. Äußerlich als Auflage bei Bronchitis, bei chronisch-degenerativen Gelenkerkrankungen, Weichteilrheumatismus und Fibromyalgie.
Nebenwirkungen: Bei längerer innerlicher Anwendung kann es zu Reizung der Magenschleimhaut und Nieren kommen. Nicht auf offene Wunden auflegen. Für eine Auflage zu gleichen Teilen mit Mehl mischen, da es sonst zu schwerer Blasenbildung kommen kann (Kasten, ▸ **siehe Seite 85**).
Kontraindikationen: Nierenerkrankungen, Kreislaufprobleme, Venenleiden und Krampfadern. Nicht bei Kindern unter 12 Jahren anwenden!
Darreichungsformen: Umschläge, Fußbäder, Breiauflagen, Fertigarznei (Kombinationspräparate), Gewürz.

Zwiebel

Allium cepa

Jeder kennt die ausdauernde, krautige Pflanze mit ihrem scharf-brennend schmeckenden unterirdischen Speicherorgan (dieser Pflanzenteil heißt botanisch »Zwiebel«, zudem heißt die ganze Pflanze so). Die Küchenzwiebel gehört zur Familie der Lauchgewächse. Sie gilt als eine der ältesten Kulturpflanzen in der Heilkunde, sie wird weltweit angebaut und als Gewürz und Gemüse eingesetzt. Lässt man sie wachsen, treibt sie bis zu 1 m hohe röhrenförmige Blätter aus sowie viele kleine, weiße Blüten an kugeligen Dolden. Der unterirdische Pflanzenteil ist von weißen, braunen oder roten Blattschichten umhüllt, die später trocken und spröde werden.

Verwendete Pflanzenteile: Zwiebel und grüne Blattansätze.

Inhaltsstoffe: Schwefelhaltige Aminosäuren wie Alliin und Allicin, ätherisches Öl, Peptide, Polysaccharide, Flavonoide und Steroidsaponine.

Eigenschaften: Die Zwiebel hemmt die Zusammenlagerung der Blutplättchen und unterstützt so die Auflösung von Blutgerinnseln. Außerdem wirkt sie blutdrucksenkend, blutfettsenkend, entzündungshemmend, antibakteriell, antiviral, antiallergisch und antiasthmatisch sowie stärkend auf das Immunsystem.

Haupteinsatzgebiete: Bronchialasthma, Husten, Bronchitis, Halsentzündungen und begleitend bei Keuchhusten. Vorbeugend bei Gefäßerkrankungen wie Arteriosklerose und zur Anregung der Gallenfunktion. Äußerlich als Wickel bei Mittelohrentzündung und Ohrenschmerzen, entzündungshemmend und lindernd bei Insektenstichen und leichten Verbrennungen.

Nebenwirkungen: Die Einnahme kann zu Blähungen führen.

Kontraindikationen: Keine bekannt.

Darreichungsformen: Frische Zwiebel, Fertigarzneien (Kombinationspräparate), Pflanzensaft.

TIPP

SCHNELLE HILFE

Frischer Zwiebelsaft hat eine abschwellende Wirkung, etwa bei Insektenstichen. Hat eine Bremse, eine Biene oder Wespe Sie »erwischt«, betupfen Sie die Stelle sofort mit einer frisch aufgeschnittenen Zwiebel. Werden Sie in den Mundraum gestochen (etwa weil eine Wespe in Ihrem Saftglas war), müssen Sie sofort den Arzt benachrichtigen, da wegen des Anschwellens im Bereich der Atemwege Lebensgefahr besteht. Als Erste Hilfe können Sie jedoch auf einem Stückchen frischer Zwiebel kauen.

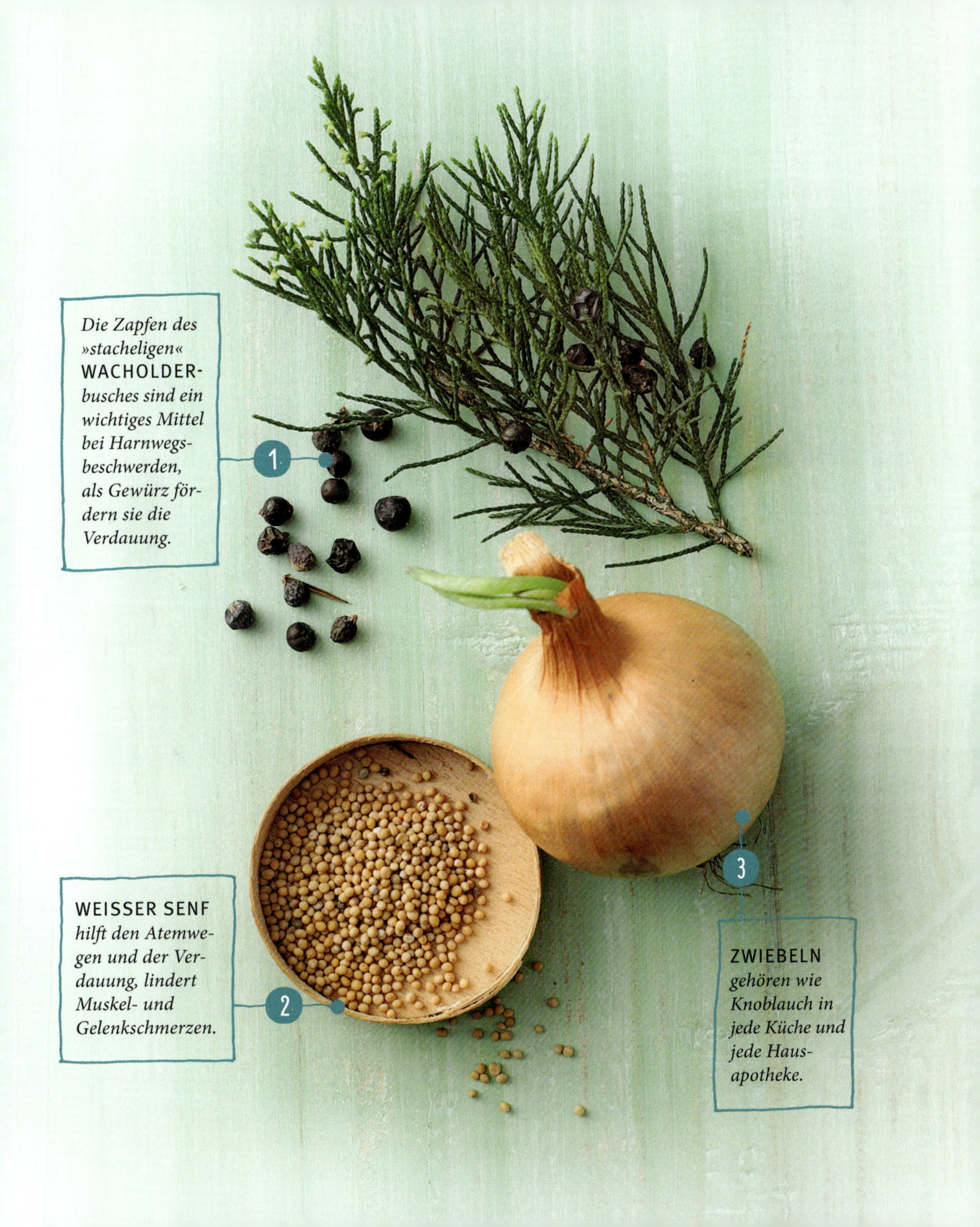
1
Die Zapfen des »stacheligen« WACHOLDERbusches sind ein wichtiges Mittel bei Harnwegsbeschwerden, als Gewürz fördern sie die Verdauung.
2
WEISSER SENF hilft den Atemwegen und der Verdauung, lindert Muskel- und Gelenkschmerzen.
3
ZWIEBELN gehören wie Knoblauch in jede Küche und jede Hausapotheke.

KOLLOIDALES SILBER

Unter kolloidalem Silber versteht man kleinste Silberteilchen, die sich zum Beispiel in Wasser gleichmäßig verteilen und sich nicht auflösen. Aufgrund ihrer elektrischen Ladung »schweben« die Teilchen als sogenannte Kolloide im Wasser.

Eine solche Lösung kann mechanisch, elektrolytisch oder auf chemischem Wege hergestellt werden. Die Konzentration des kolloidalen Silbers wird in ppm (parts per million, Teilchen pro Million anderer Teilchen) angegeben, das steht für die Silberpartikel im Verhältnis zur Wassermenge.

SEIT LANGEM BEKANNT

Bereits in der Antike wusste man um die segensreiche Wirkung von Silber oder erahnte sie zumindest: Zum Beispiel wurde in früheren Zeiten, um Milch haltbarer zu machen und Keime abzutöten, ein Silberstück mit in die Flasche gesteckt.
Im Mittelalter wurde Silber dann von Paracelsus und Hildegard von Bingen für Ausleitungen und Husten eingesetzt.
In der ersten Hälfte des 20. Jahrhunderts versuchte man seine Wirkung gegen Infektionen zu nutzen, scheiterte jedoch daran, dass die Produktionskosten zu hoch waren und man keine überzeugende, gleichbleibende Qualität schaffen konnte.
Heute ist dies aufgrund des wissenschaftlichen Fortschritts jedoch gelungen. Man schreibt dem kolloidalen Silber eine positive Wirkung bei Erkrankungen mit bakteriellen und viralen Auslösern sowie Pilzen und Würmern zu. Aber auch bei Hauterkrankungen, rheumatoider Arthritis, Bindehautentzündung, Durchfall, Allergien und Neurodermitis konnte man Behandlungserfolge beobachten.

NICHT UNUMSTRITTEN

Der Einsatz kolloidalen Silbers in der Medizin ist umstritten. Auch hier, ähnlich wie beim Grapefruitkernextrakt ▸ **siehe Seite 62** scheiden sich die Geister, denn der Wirkmechanismus des kolloidalen Silbers gegen Krankheitserreger konnte bisher noch nicht vollständig wissenschaftlich erklärt werden. Dennoch gibt es viele Hinweise auf die Wirksamkeit. Damit auch die Unbedenklichkeit gewährleistet ist, muss allerdings die Dosierung sehr genau erfolgen. Sonst kann sich das Silber im Organismus ablagern und ihm schaden.

NICHT ZUM VORBEUGEN GEEIGNET

Von einem Einsatz kolloidalen Silbers zur Vorbeugung ist abzuraten. Damit nähme man dem Immunsystem die Chance, mit eindringenden Keimen selbst fertigzuwerden. Das kann mittelfristig zu einer geschwächten Abwehr oder sogar zu Erkrankungen führen, bei denen sich die Abwehr gegen den eigenen Körper richtet (Autoimmunerkrankungen).

EINSATZ MIT BEDACHT

Kolloidales Silber kann, ähnlich wie chemisch hergestellte Antibiotika, nicht zwischen »guten« und »schlechten« Bakterien unterscheiden. Bei einem dauerhaften, hoch konzentrierten Einsatz ist es daher für die physiologischen Darmbakterien ▸ **siehe Seite 24** schädlich.
Werden viele Erreger in einem kurzen Zeitraum abgetötet, dann werden außerdem ihre Giftstoffe im Körper freigesetzt. Das kann kurzzeitig zu einer massiven Verschlechterung der Beschwerden führen. Deshalb ist es wichtig, parallel auch die Ausleitungsorgane wie Niere, Leber, Lunge und Haut zu unterstützen ▸ **siehe ab Seite 117**. Bei einer zu hohen Dosis kann es außerdem zu Schwäche, Übelkeit und Schwindel kommen.
Kolloidales Silber sollte also zu Beginn niedrig dosiert und dann in der Dosis über rund 3 Tage langsam gesteigert werden (»einschleichen«). Je nach Konzentration in dem einzelnen Produkt ist die Dosierung sehr unterschiedlich. Wenden Sie es nicht auf eigene Faust an, sondern besprechen Sie die Einnahme mit Ihrem Therapeuten!
In der Schwangerschaft, bei Säuglingen und Kleinkindern darf kolloidales Silber nicht angewandt werden!

AUF QUALITÄT ACHTEN

Minderwertige Präparate mit kolloidalem Silber können mit Mikroorganismen verunreinigt sein. In diesem Fall haben sie statt des gewünschten antibiotischen Effekts erhebliche Nebenwirkungen wie unter anderem Graufärbung der Haut. Die Qualität des Präparats in Verbindung mit der verantwortungsvolle Einnahme und richtigen Dosierung machen die positive Wirkung aus.

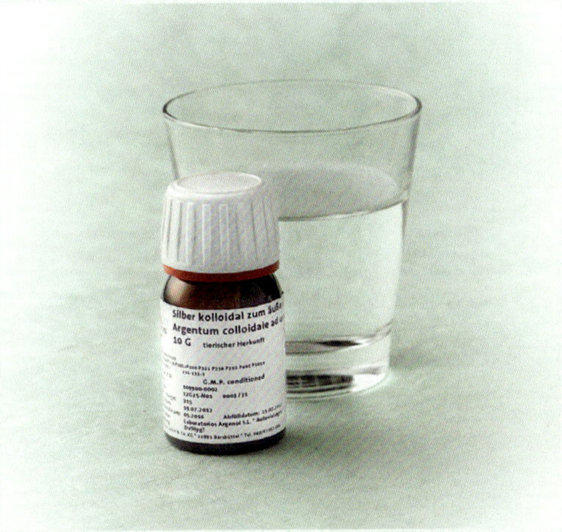

Kolloidales Silber nimmt man am besten in etwas Wasser ein.

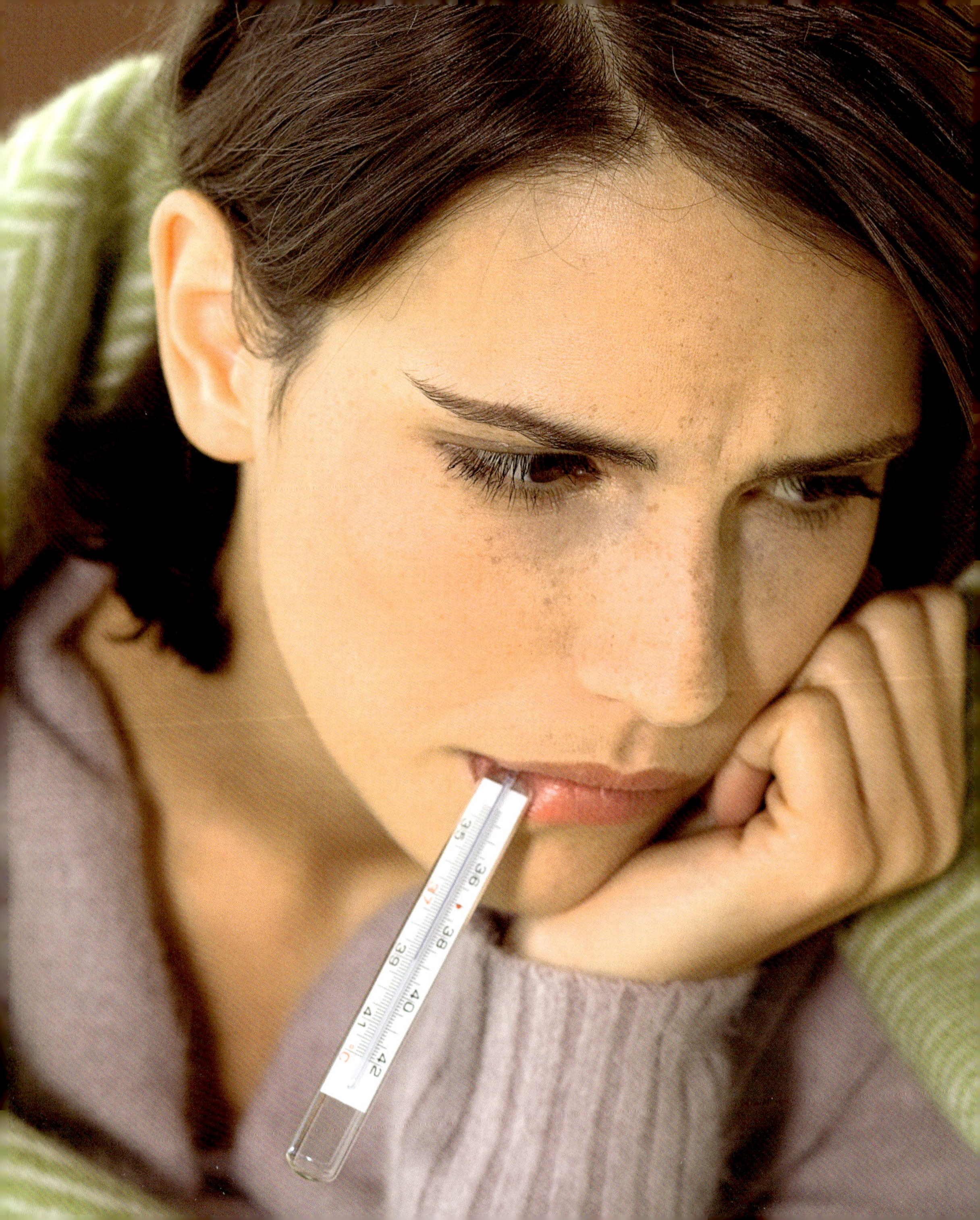
35 36 37 38 39 40 41 42 °C

BESCHWERDEN NATÜRLICH BEHANDELN

NICHT IMMER BRAUCHEN WIR UNBEDINGT EIN CHEMISCHES ANTIBIOTIKUM. DAS PFLANZENREICH VERFÜGT ÜBER VIELFÄLTIGE WIRKUNGSVOLLE HEILMITTEL, DIE OHNE UNERWÜNSCHTE NEBENWIRKUNGEN UNSER IMMUNSYSTEM STÄRKEN UND EINDRINGLINGE IN SCHACH HALTEN.

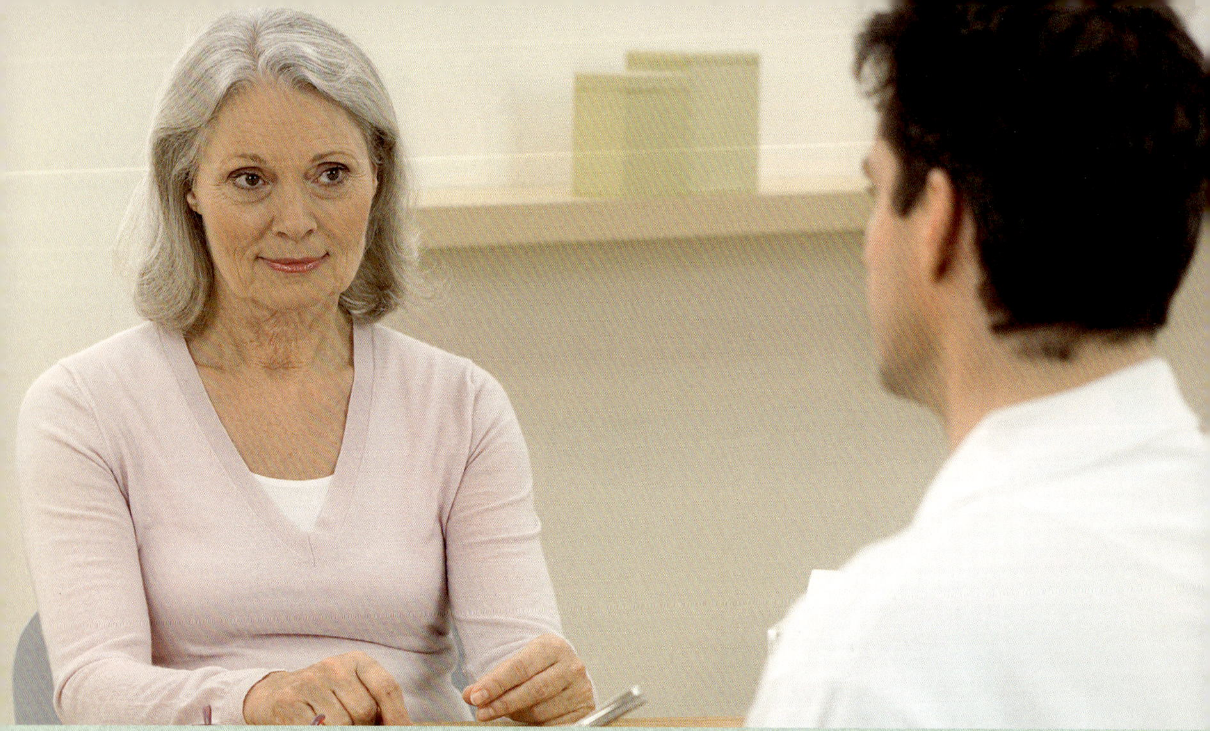

DIE HÄUFIGSTEN ERKRANKUNGEN VON A–Z

In diesem Kapitel finden Sie die häufigsten Erkrankungen, die mit pflanzlichen Antibiotika und anderen natürlichen Heilmitteln erfolgreich behandelt werden können – sei es heilend oder unterstützend.
Die Einsatzgebiete von pflanzlichen Heilmitteln sind sehr vielfältig. Deshalb finden Sie bei den folgenden Krankheitsbeschreibungen jeweils diejenigen Pflanzen, die sich bei der Erkrankung ganz besonders bewährt haben. Falls Sie eine hier empfohlene Pflanze nicht zu Hause haben oder nicht kurzfristig besorgen können, finden Sie bei den Pflanzen im zweiten Kapitel weitere Alternativen. Das Beschwerdenregister ab Seite 124 hilft Ihnen bei der Orientierung.
Wie Sie die empfohlenen Tees zubereiten, steht auf Seite 42. Mehr zu den in diesem Kapitel empfohlenen Fertigpräparaten lesen Sie auf Seite 82.

Wie finde ich die richtige Pflanze für meine Erkrankung?

Die meisten der Heilpflanzen, die bei den hier beschriebenen Erkrankungen helfen können, finden Sie in Kapitel zwei ab Seite 40. Ergänzend kommen jeweils weitere Pflanzen hinzu, welche die Wirkung der pflanzlichen Antibiotika unterstützen.

Infektionskrankheiten ernst nehmen

Jede Infektionskrankheit wird durch Erreger wie Bakterien, Viren, Pilze oder auch Parasiten hervorgerufen. Bei Menschen mit einem stabilen Immunsystem verlaufen diese Erkrankungen oft unproblematisch, ist die körpereigene Abwehr jedoch geschwächt, können sie schwere Folgen haben.
Zu den typischen Symptomen einer Infektionskrankheit gehören neben Fieber meist Entzündungszeichen wie Rötung, Schwellung, Schmerzen und lokale Erwärmung sowie organspezifische Funktionsstörungen wie Durchfall, häufiges Wasserlassen oder Erbrechen. Auch machen sich oft ein allgemeines Krankheitsgefühl, Abgeschlagenheit und Erschöpfung bemerkbar. Kinder (und manchmal auch Erwachsene) werden sehr anhänglich und weinerlich – meist ein frühes Krankheitsanzeichen, das uns die Chance gibt, schnell zu handeln.
Zu den sehr gefährlichen Infektionserkrankungen beziehungsweise Krankheitsfolgen gehören unter anderem Hirnhautentzündung, Blutvergiftung (Sepsis), Herzklappen- oder Herzmuskelentzündung, Nierenbeckenentzündung und Lungenentzündung. Sie können vor allem bei Babys, Kleinkindern und älteren Menschen sowie chronisch Kranken gefährlich werden, da bei diesen die Immunabwehr oft noch nicht oder nicht mehr kräftig genug ist.

WICHTIG

VERANTWORTLICH BEHANDELN

Sie sollten nie eigenmächtig auf vom Arzt verschriebene Antibiotika verzichten oder sie verfrüht absetzen. Beachten Sie unbedingt die Rubrik »Zum Arzt« bei den einzelnen Krankheitsbeschreibungen und halten Sie sich genau an die Empfehlungen. Wenn es Ihnen nach 3 bis 4 Tagen noch nicht deutlich besser geht, suchen Sie (nochmals) Ihren Therapeuten auf, um Komplikationen zu vermeiden.
Wichtig: Pflanzliche Heilmittel sind Medikamente mit möglichen Nebenwirkungen und Kontraindikationen. Lassen Sie sich vom Apotheker oder Therapeuten beraten. Bei Kindern, Schwangeren und chronisch Erkrankten ist auch bei Pflanzenheilmitteln immer besondere Vorsicht geboten.

So finden Sie sich in den Krankheitsbeschreibungen zurecht

Allgemeines: Hier erfahren Sie, welche Erreger die Krankheit auslösen und was dabei im Körper passiert.

Symptome: Die typischen Anzeichen der Krankheit müssen durchaus nicht alle gemeinsam auftreten! So ist es möglich, eine Bronchitis ▸ siehe Seite 84 ohne Fieber zu haben oder eine Bindehautentzündung ▸ siehe Seite 86 ohne Lichtempfindlichkeit. Welche Symptome auftreten, hängt mit der persönlichen Verfassung, Vorerkrankungen, individuellen körperlichen »Schwachstellen« und anderem zusammen.

Zum Arzt: Diese wichtige Rubrik gibt Anhaltspunkte dafür, bei welchen Anzeichen spätestens der Arzt aufgesucht werden sollte. Manchmal ist ein »harmloser Infekt« der Vorbote für eine ernst zu nehmende Erkrankung. Je eher dies erkannt und der Infekt behandelt wird, desto besser sind die Heilungschancen. Gerade bei Kindern gilt: Lieber einmal zu oft zum Arzt!

Mögliche Komplikationen: Hier lesen Sie, welche Folgen eine Erkrankung haben kann. Die meisten Infekte können mit natürlichen Mitteln gut in Schach gehalten werden. Bei schwacher Abwehrlage oder systemischen Erkrankungen wie Diabetes kann jedoch beispielsweise aus einer harmlosen Erkältung durchaus eine Gehirnhautentzündung mit verheerenden Folgen werden. Im Zweifelsfall lieber früher den Arzt aufsuchen!

Behandlung mit pflanzlichen Mitteln: Hier sind die Pflanzen aufgeführt, die sich bei der beschriebenen Erkrankung lindernd oder heilend bewährt haben. Wählen Sie die Mittel aus, die Ihnen am besten zusagen beziehungsweise die Sie vorrätig haben. Mit der Zeit werden Sie Erfahrungen sammeln und »Favoriten« entwickeln.

Fertigarzneien: In dieser Rubrik finden Sie bewährte standardisierte Mittel, die rezeptfrei in der Apotheke zu haben sind. Wählen Sie ein bis zwei Mittel aus. Die meisten Präparate liegen in der kleinsten Packungsgröße preislich zwischen 6 und 10 Euro.

Zusätzlich hilft: Hier lesen Sie, welche speziellen Anwendungen sonst noch helfen, was Sie im Alltag beachten sollten und wie Sie einer Verschlimmerung oder einer Neuerkrankung vorbeugen können.

INFO

PFLANZENPRÄPARATE

Die im Buch empfohlenen Fertigpräparate aus Pflanzen stellen nur eine Auswahl dar, es gibt meistens auch von anderen Herstellern qualitativ gleichwertige Zubereitungen. Ihr Apotheker berät Sie gern. Lesen Sie auch die Packungsbeilage genau durch und halten Sie sich an die empfohlene Dosierung!

Akne (Acne vulgaris)

Allgemeines: Das Wort Akne ist verwandt mit dem griechischen »acme« (Spitze). Die häufigste Form, die Acne vulgaris (»gewöhnliche Akne«) resultiert aus den Hormonumstellungen in der Pubertät: Im Jugendalter beginnen bei fast allen Menschen Pickel zu sprießen, die sich entzünden, eitrig sind und oft schmerzen. Sie sitzen vor allem im Gesicht, aber auch an Dekolleté, Rücken, Nacken, in den Achseln und am Gesäß.
Handelt es sich nicht nur um vereinzelte Exemplare, sondern um viele dicke und rot geschwollene Pickel, Mitesser und Pusteln, nennt man das Akne. Meist entwickelt sie sich aus entzündeten Talgdrüsen oder Haarfollikeln (den Haarproduktionsstätten in der Haut). Die dort sitzenden Talgdrüsen wirken mit einer Mischung aus Fett und Eiweißen einer Austrocknung der Haut entgegen. Aufgrund der veränderten Hormonlage im Jugendalter wird oft zu viel Talg produziert, die Ausgänge verstopfen, eine Entzündung der Drüsen kann die Folge sein. Vor allem ist dafür das Hormon Testosteron verantwortlich, das der männliche Körper in weit höherer Menge produziert als der weibliche. Aus diesem Grund sind Jungen häufiger von Akne betroffen als Mädchen. Spätestens um das 30. Lebensjahr herum ist der Spuk meist vorbei.
In leichter Ausprägung ist die gewöhnliche Akne nicht behandlungsbedürftig. Wenn aber entzündete Knötchen und erst eitrige, dann krustenbildende, später vernarbende Pickel entstehen, ist es Zeit zu handeln.
Symptome: Pickel, Mitesser, Pusteln, Knoten, fettige Haut, teilweise auch entzündet, schmerzend, rot und geschwollen.
Zum Arzt: Bei starker Entzündung, vor allem im Bereich von Mund und Nase sowie Achseln, Brust oder Genitalien, und bei (sehr selten vorkommendem) Fieber.
Mögliche Komplikationen: Furunkelbildung ▸ siehe Seite 89, Gefahr einer Blutvergiftung (Sepsis). Die Pickel dürfen nicht ausgedrückt werden, dadurch könnten sich Bakterien in die Wunde setzen.
Behandlung mit pflanzlichen Mitteln:

- Verdünntes Teebaumöl ▸ siehe Seite 70 auf die gereinigte, trockene Haut aufträufeln: Mehrmals täglich 1–3 Tropfen verdünntes Teebaumöl auf ein sauberes Kosmetikpad geben und die entzündeten Stellen abtupfen, bis sich eine deutliche Besserung zeigt.
- Aus Ringelblume ▸ siehe Seite 65 und Eichenrinde zu gleichen Gewichtsanteilen gemischt einen doppelt starken Tee bereiten. Diesen auf einen reinen Wattebausch träufeln und die betroffenen Stellen mehrmals täglich damit abtupfen, bis eine deutliche Besserung eintritt.
- Täglich 1 Tropfen Propolistinktur ▸ siehe Seite 47 pur oder mit 4 Tropfen Wasser verdünnt mit einem Wattepad auftragen.
- Aloe-vera-Gel ▸ siehe Seite 45 auftragen.

Fertigarzneien: Calendumed® Salbe N (mit Ringelblume).

Zusätzlich hilft:

- Die Haut nur mit milder Naturkosmetik ohne Duft- und Konservierungsstoffe reinigen und pflegen. Für Jungen, die bereits Bart haben, empfehlen sich zur Rasur »Sensitive«-Lotion und -Aftershave.
- Eine Zeit lang auf Make-up verzichten und beobachten, ob innerhalb einiger Wochen eine Verbesserung eintritt.
- Vor allem für hellere Hauttypen gilt Vorsicht mit UV-Licht: Solariumsbesuche und die Mittagssonne meiden.
- Gesunde Ernährung ▸ **siehe Seite 118**.

Akute Bronchitis

Allgemeines: Die akute Bronchitis ist eine Entzündung der Schleimhäute in den unteren Atemwegen, dazu gehören Kehlkopf, Luftröhre und Bronchien. In der Regel sind Letztere betroffen, die Entzündung kann aber auf die Luftröhre übergreifen. Im Unterschied zur chronischen Bronchitis, bei der oft keine Erreger im Spiel sind, wird die akute Bronchitis meist von Viren ausgelöst, seltener von Bakterien. Im letzteren Fall handelt es sich meist um eine Sekundärinfektion ▸ **siehe Seite 26**. Der Schleim sorgt für die Reinigung der Bronchien. Das Abhusten ist also wichtig, damit der Erregerherd schnell eliminiert wird.

Die akute Bronchitis ist eine der häufigsten Krankheiten in der kalten Jahreszeit. Sie entsteht aber nicht durch die Kälte an sich, vielmehr ist unser Immunsystem im Winter oft nicht stark genug, um den gehäuft auftretenden Erregern Paroli zu bieten.

Symptome: Zu Beginn ein meist trockener, nach einigen Tagen schleimhaltiger Husten mit weißlichem bis gräulichem Auswurf. Dazu kommen oft Fieber, Schnupfen, Gliederschmerzen, Heiserkeit, Brustschmerzen, ein allgemeines Krankheitsgefühl sowie Schlappheit und Erschöpfung.

Zum Arzt: Ist der Hustenschleim gelblich grün, deutet das auf eine Sekundärinfektion hin – es besteht die Gefahr, dass aus der akuten Bronchitis eine bakterielle Lungenentzündung wird. Auch bei Blutspuren im Auswurf und bei massiver Verschlechterung des Allgemeinbefindens den Arzt aufsuchen, ebenso, wenn die Beschwerden nicht nach 7 bis 14 Tagen abgeklungen sind.

Mögliche Komplikationen: Chronische Bronchitis, Lungenentzündung.

Behandlung mit pflanzlichen Mitteln:

- 3-mal täglich einen Tee aus bis zu fünf Pflanzen trinken: Wählen Sie aus Kapuzinerkresse ▸ **siehe Seite 56**, Thymian ▸ **siehe Seite 71**, Zimtrinde ▸ **siehe Seite 50**, Anis, Eibischwurzel, Eukalyptus, Fenchel, Salbei und Spitzwegerich.
- 3-mal täglich 5 Tropfen Propolistinktur ▸ **siehe Seite 47** auf 1 TL Honig einnehmen. Das beruhigt den Hustenreiz.
- Inhalation mit Thymian und Kamille: 1 Handvoll in eine große Schüssel geben, mit kochendem Wasser übergießen. Den

Kopf möglichst nah über die Schüssel halten, Kopf und Schüssel mit einem großen Handtuch zudecken. Rund 10 Minuten den Dampf tief einatmen. 2-mal täglich oder bei Bedarf.

- Bei Wärmebedarf: Senfauflage (siehe Kasten unten).

Fertigarzneien: Prospan® Hustenzäpfchen oder Tropfen (mit Efeu) oder Broncholitan® Sirup (nicht bei Kindern unter 12 Jahre; mit

TIPP

AUFLAGEN MIT NATÜRLICHEN »ZUTATEN«

Ein Quarkwickel kühlt und hemmt die Entzündung. Dafür 1 Becher (500 g) kalten Quark zirka 1 cm dick auf die Mitte eines langen, dünnen Baumwolltuchs streichen. Die Ränder einschlagen, den Wickel komplett um den Brustkorb legen. Darüber kommen zwei große, weiche, dicke Baumwolltücher (etwa Badetücher) und ein warmer Pullover, der die Tücher gut am Körper hält. (Achtung: Bei Kälteempfinden und Frösteln den Wickel sofort entfernen!) Ist der Quark getrocknet (nach 20–30 Minuten), kurz abduschen, noch 30 Minuten warm zugedeckt liegen bleiben und ruhen!

Für eine Senfauflage (nicht für Kinder und Schwangere!) mischen Sie 2–3 EL gelbes Senfmehl mit 2 EL Weizenmehl und 50–60 ml warmem Wasser. Den Brei nicht zu großflächig (max. 1,5 Handflächen) auf ein Leinentuch auftragen und auf die Brust legen (Brustwarzen aussparen). Nach 10 Minuten entfernen und die Haut gut säubern. Bei starkem Brennen den Wickel sofort entfernen, es besteht die Gefahr von Blasenentwicklung!

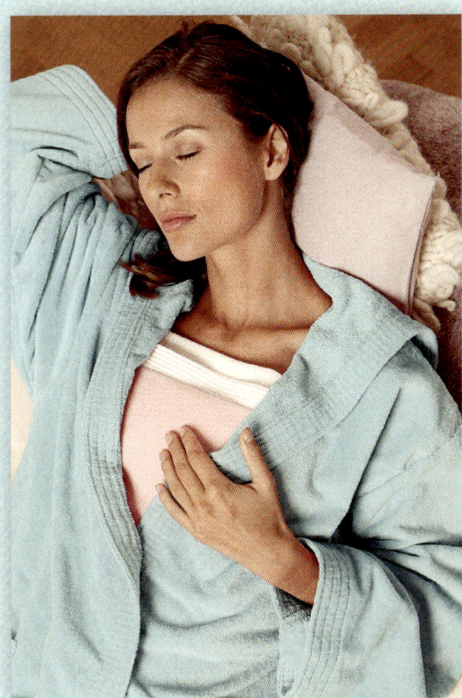

Efeu, Thymian, Süßholz); Weleda Bronchialbalsam zum Einreiben (mit Eukalyptus-, Fenchel-, Fichtennadel-, Pfefferminz-, Rosmarin-, Salbei- und Wacholderöl; nicht bei Kindern unter 5 Jahren); Umckaloabo® Flüssigkeit oder Filmtabletten (nicht bei Einnahme von Gerinnungshemmern!).

Zusätzlich hilft:

- Immer warme Füße, 2-mal ansteigendes Fußbad ▸ **siehe Seite 105**; nicht bei Fieber!).
- Bei Bedarf Quarkwickel ▸ **siehe Seite 85**.
- Regelmäßig lüften (das Fenster stündlich rund 10 Minuten ganz öffnen).
- Fußwechselbäder: 1-mal täglich 2 bis 3 Minuten im Wechsel beide Füße in zwei Eimer stellen: zuerst in einen wadenhoch mit sehr warmem Wasser gefüllten, dann in einen kalt gefüllten und so weiter. Mit kalt abschließen, gut abtrocknen.

TIPP

AUGENTROPFEN GEBEN

Vom Arzt eventuell verschriebene Augentropfen lassen sich leicht einbringen, indem Sie einen Tropfen bei geschlossenen Augen in den Lidwinkel direkt neben der Nase einträufeln. Die Flüssigkeit verteilt sich dann von allein im Auge.

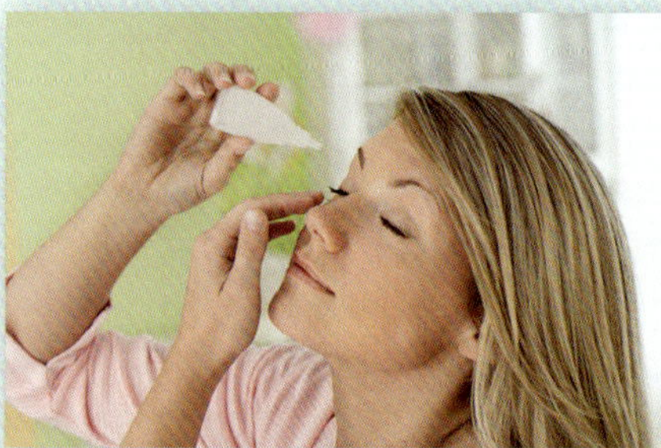

Bindehautentzündung (Konjunktivitis)

Allgemeines: Die Bindehaut ist eine dünne Schleimhaut, die unsere Augenlider innen auskleidet. In ihr befinden sich zusätzliche körpereigene Abwehrzellen. Ihr Sekret hilft, die Befeuchtung des Auges aufrechtzuerhalten, was für die Entsorgung von Fremdkörpern und Krankheitserregern wichtig ist. Eine nicht infektiöse Bindehautentzündung kann bei einer Reizung des Auges entstehen, etwa durch Rauch, trockene Luft, Staub, Zugluft, UV-Strahlung, Fremdkörper oder ein Allergen. Bei einer infektiösen, also ansteckenden Bindehautentzündung dagegen legen sich Bakterien oder Viren auf die Schleimhaut. Häufig passiert es hier, dass sich auch angrenzende Gebiete wie die Hornhaut oder die Augenlider mit entzünden. Kinder sind häufiger betroffen, wahrscheinlich weil sie sich oft in die Augen fassen. Auch ältere Menschen sind stärker gefährdet, weil bei ihnen die Befeuchtung des Auges nachlässt

Symptome: Bei der infektiösen Konjunktivitis stehen rote, geschwollene Augen, Sekret-

absonderung mit Verklebung der Augenlider (vor allem morgens), vermehrter Tränenfluss, Lichtempfindlichkeit, Brennen und das Gefühl eines Fremdkörpers im Vordergrund. Oft beginnt sie einseitig. Bei der meist beidseitigen nicht infektiösen Konjunktivitis fehlt die Sekretabsonderung und Verklebung des Auges. Lassen Sie die genaue Ursache der Beschwerden vom Arzt abklären!
Zum Arzt: Bei Schmerzen und wenn nach drei Tagen keine Besserung eingetreten ist, bei Ohrenschmerzen, Kopfschmerzen und Erbrechen. Ebenso bei plötzlich eintretender Sehschwäche, Rötung, Schwellung, Schmerzen im inneren Lidwinkel, starkem Tränenfluss, Fieber, Abgeschlagenheit, Eiter aus dem Tränensack.
Mögliche Komplikationen: Hirnhaut- oder Mittelohrentzündung, Hornhaut- oder Tränensackentzündung, Blutvergiftung.
Behandlung mit pflanzlichen Mitteln:
- Augentrost oder Ringelblume ▸ **siehe Seite 83** als Auflage, dafür 1 TL von einem der Kräuter mit ca. 50 ml kochendem Wasser aufgießen, abkühlen lassen, abseihen, zwei Wattepads damit tränken und 2-mal täglich für einige Minuten auf die geschlossenen Augen legen.

Wichtig: Keine Kamille im Augenbereich anwenden! Ihre feinen Härchen können noch zusätzlich zu Augenreizungen führen.
Fertigarzneien: Euphrasia comp. Augensalbe (mit Sonnenhut, Augentrost und Calendula).
Zusätzlich hilft:
- Bei infektiöser Konjunktivitis häufig die Hände waschen, vor allem nachdem das Auge angefasst wurde. Zudem die Hände gut pflegen, damit sich nicht in Hautrissen die Bakterien einnisten können.
- Die Augen vor Zugluft und direktem Sonnenlicht schützen, zum Beispiel mit einer Schirmmütze und einer Sonnenbrille.
- Möglichst fürs Gesicht nur natürliche, antiallergische Kosmetika ohne Zusatzstoffe benutzen.
- Bei der Reinigung nur abgekochtes Wasser verwenden: auf einen Wattepad geben und immer in Nasenrichtung auswischen, so wird das tiefere Eindringen der Erreger ins Auge verhindert.
- Nicht die Augen reiben! Achten Sie auf häufiges Blinzeln, um die Augen feucht zu halten. Vor allem bei der Computerarbeit wird das Blinzeln oft »vergessen«.

Brustentzündung (Mastitis)

Allgemeines: Die meist einseitige Entzündung der weiblichen Brust tritt gehäuft nach einer Entbindung und meist in der zweiten oder dritten Woche der Stillzeit auf. Außerhalb dieser Zeit kommt eine Brustentzündung eher selten vor, ist aber nicht ausgeschlossen. Auch Männer kann sie vereinzelt betreffen. Für die sehr schmerzhafte Entzündung der Brustdrüsen ist meist das Bakterium Staphylococcus aureus ▸ **siehe Seite 19** verantwortlich. Die Keime dringen durch

kleine Risse und Verletzungen der Brustwarze in das Gewebe ein.
Eine bakterielle Mastitis kann bei Stillenden aus einer anfangs nicht bakteriellen Form entstehen: Wird die Brust vom Baby nicht ganz leer getrunken oder ist der Milchdrüsengang verstopft (»Milchstau«), läuft die Milch in das umliegende Gewebe. Dieses ordnet die Milch als Fremdkörper ein und löst eine Entzündungsreaktion aus, das geschädigte Gewebe kann sich schlechter gegen Keime zur Wehr setzen.
Brustentzündungen beginnen plötzlich und haben einen raschen Verlauf. Mütter von Säuglingen müssen manchmal abstillen.
Symptome: Vor allem bei Stillenden Fieber, meist einseitige Schmerzen, Schmerzen beim Stillen, Spannungsgefühl in der Brust, Rötung, Erwärmung und geschwollene Achsel-Lymphknoten. Außerhalb der Stillzeit sowie bei Männern sind die Symptome meist sehr viel leichter.
Zum Arzt: Sofort bei hohem Fieber und schlechtem Allgemeinbefinden und wenn nach einem Tag keine deutliche Besserung eingetreten ist! Um ohne verschreibungspflichtige Antibiotika auszukommen, muss sofort gehandelt werden, wenn möglich gemeinsam mit dem Arzt oder der Hebamme. Bereits ein Milchstau muss immer sofort behandelt werden. Hat sich aufgrund der Entzündung ein Abszess gebildet, bedarf es eines operativen Eingriffs, bei dem der Eiter entfernt wird.

Mögliche Komplikationen: Abszess und Fistelbildung, Gefahr einer Blutvergiftung.
Behandlung mit pflanzlichen Mitteln:
- Grundsätzlich während der Stillzeit alle Maßnahmen mit Hebamme oder Arzt besprechen, da die Inhaltsstoffe in die Muttermilch übergehen können!
- Salbei ▸ siehe Seite 66 oder Pfefferminze ▸ siehe Seite 64, 3-mal täglich als Tee getrunken, verringern gegebenenfalls eine übermäßige Milchproduktion und lindern so die Beschwerden.
- Morgens und abends sowie bei Bedarf auch mittags nach dem Stillen einige gekühlte Weißkohlblätter von der harten Mittelrippe befreien, mit dem Nudelholz stark walken und ca. 30 Minuten auf die ganze Brust legen (nur die Brustwarze frei lassen), einen BH darüberziehen. Danach die Haut mit lauwarmem, klarem Wasser abwaschen, damit das Baby beim nächsten Stillen die Wirkstoffe nicht abbekommt oder sich wegen des veränderten Geschmacks abwendet.
- Lindernd wirkt auch ein Quarkwickel nach dem Stillen, entweder mit Retterspitz (siehe unten) gemischt oder pur.

Fertigarzneien: Umschläge mit verdünntem »Retterspitz äußerlich« (enthält unter anderem ätherische Öle von Arnika und Thymian). Nach dem Stillen wie in der Packungsanleitung beschrieben auf ein Tuch geben und dieses auf die Brust legen. Danach die Haut säubern (siehe oben).

- Die Brustwarze nach dem Stillen mit etwas Heilcreme, etwa Calendulacreme von Weleda, einreiben.

Zusätzlich hilft:

- Ein perfekt sitzender, weicher, aber gut stützender Büstenhalter.
- Bettruhe!
- Das Baby beim Stillen so anlegen, dass es mit dem Unterkiefer an den Verhärtungen in der Brust saugt (auf eine bequeme Haltung für beide achten). Die Brust immer leer trinken lassen oder den Überschuss ausstreichen; bitte nicht abpumpen, damit wird die Milchbildung weiter angeregt.

Furunkel

Allgemeines: Ein Furunkel ist eine meist bakteriell hervorgerufene Entzündung eines Haarfollikels (Produktionsstätte des Haares in der Haut) und zählt im weiteren Sinn zu den Abszessen. Auslöser ist meist das Bakterium Staphylococcus aureus ▸ **siehe Seite 19**. Das Furunkel ist ein entzündlicher, bis zu 2 cm großer, schmerzender Knoten mit einem Eiterpfropf. Von der Mitte heraus beginnt das Gewebe darum herum langsam abzusterben, und irgendwann bricht das Furunkel auf, der Eiter läuft in der Regel nach außen und die entstandene Wunde verheilt mit einer kleinen Narbe. Wird an dem Furunkel herumgedrückt, entleert sich der Eiterherd jedoch oft nach innen. So kann die Entzündung zu einer Blutvergiftung führen. Begünstigt wird die Furunkelbildung durch systemische Erkrankungen wie Diabetes mellitus oder Nierenerkrankungen, durch eng anliegende Kleidung (ständige starke Reibung auf der Körperbehaarung) oder fehlende Desinfektion nach der Rasur. Wenn mehrere benachbarte Furunkel zusammenfließen, spricht man von einem Karbunkel. Es muss in der Regel chirurgisch entfernt werden.

Symptome: Rote, erwärmte und geschwollene, auf Druck schmerzhafte Hautentzündungen mit nachfolgendem Eiterherd.

Zum Arzt: Beim Verdacht auf die Bildung eines Karbunkels, bei sehr schmerzhaften und großen Furunkeln, bei Fieber (sofort!).

Mögliche Komplikationen: Bei Furunkeln im Gesicht besteht die Gefahr eines Hirngefäßverschlusses beziehungsweise einer Ausbreitung in die Hirnregionen, was zu einer Hirnhautentzündung führen kann.

Behandlung mit pflanzlichen Mitteln:

- Mehrmals täglich Propolistinktur ▸ **siehe Seite 47** oder ätherisches Teebaumöl ▸ **siehe Seite 70** (nicht länger als 2 bis 3 Tage) auf das Furunkel aufträufeln.
- Mehrmals täglich einen starken Tee aus Ringelblume ▸ **siehe Seite 83** oder Hamamelis und Eichenrinde mit einem Wattebausch auftupfen. Dafür ½ Handvoll Kräuter mit 50 ml kochendem Wasser übergießen, abkühlen lassen, abseihen und in ein gut verschließbares Glas geben. Den Sud täglich erneuern.

Fertigarzneien: Calendumed® Salbe N (mit Ringelblume).

Zusätzlich hilft:

- Gründliches Händewaschen nach Berühren des Furunkels ist sehr wichtig.
- Bitte nicht an dem Furunkel herumdrücken (siehe »Allgemeines«)!
- Eine warme Auflage unterstützt die »Reifung« und Öffnung nach außen: 1-mal täglich 1 TL gemahlene Bockshornkleesamen mit einem Schuss kochendem Wasser zu einem Brei rühren, auf eine kleine, sterile Mullkompresse streichen, so warm wie vertragen einige Minuten auflegen.
- Die beste Vorbeugung ist ein kräftiges Immunsystem ▸ siehe ab Seite 119, damit die durch kleine Hautverletzungen eindringenden Bakterien schnell eliminiert werden können. Unterstützen Sie Ihre Abwehrkräfte und die Ausleitung zusätzlich mit einem Tee aus Sonnenhut, Birkenblättern, Brennnessel und Löwenzahn, zu gleichen Teilen gemischt (nicht bei Herz- oder Nierenschwäche!).

Fußpilz

▸ siehe Seite 115.

Gelenkentzündung (Arthritis)

Allgemeines: Eine Gelenkentzündung kann sehr plötzlich auftreten und jedes Gelenk betreffen. Sie kann vielfältige Ursachen haben, die immer medizinisch abgeklärt werden müssen – das Ausmaß der Erkrankung kann bis zur Zerstörung oder zur Steifheit des Gelenkes führen.

Die häufigste Form ist die langsam fortschreitende (chronische) rheumatoide Arthritis, bei der die Gelenke vom eigenen Immunsystem angegriffen und zerstört werden. Dagegen tritt die akute Arthritis plötzlich auf und ist eher die Folge eines Infekts. Sie kann sehr gefährlich werden und bis zur Blutvergiftung führen.

Ist nur ein Gelenk betroffen, spricht man von Monoarthritis, den Befall von mehreren Gelenken nennt man Polyarthritis.

Ist die Erkrankung bakterieller Natur, sind die Erreger über das Blut oder direkt, zum Beispiel über eine Wunde, in das Gelenk eingedrungen. Ursachen für eine Arthritis können aber auch Verschleißerscheinungen, Stoffwechselstörungen wie Gicht oder Autoimmunerkrankungen wie Morbus Bechterew oder Morbus Crohn sein.

Wegen der vielen möglichen Ursachen muss die Therapie sorgfältig zusammengestellt werden. Sie umfasst die Schmerzreduktion und Entzündungshemmung, das Eliminieren von Bakterien sowie eine Basistherapie, um die Krankheit unter Kontrolle zu halten.

Symptome: Schmerzen, Gelenkerwärmung, Steifheit, Schwellung, Rötung. Bei rheumatoider Arthritis ist oft morgendliche Steifheit der betroffenen Gelenke zu beobachten. Oft sind die Fingergrund- und -mittelgelenke

betroffen, aber auch Hände, Schultern, Knie, Hüften und Füße. Der Bewegungsumfang ist stark eingeschränkt. (Zur Abgrenzung: Gicht tritt meist zuerst am Großzehengrundgelenk auf.)
Zum Arzt: Grundsätzlich zur Abklärung, im Krankheitsverlauf bei starken Schmerzen und sich verschlechterndem Allgemeinzustand. Die hier genannten Mittel zur Selbstbehandlung unterstützend und in Absprache mit dem Arzt durchführen.
Mögliche Komplikationen: Zerstörung der Gelenke, Blutvergiftung.
Behandlung mit pflanzlichen Mitteln:

- Innerlich: einen Fünf-Kräuter-Tee aus Brennnessel, Goldrute ▸ **siehe Seite 55**, Birkenblättern ▸ **siehe Seite 48** und Weidenrinde oder Pappelblättern sowie entweder Ackerschachtelhalm oder Löwenzahn zu gleichen Teilen trinken.
- Äußerlich: Arnika- oder Beinwellcreme morgens und abends auftragen.

Fertigarzneien: Teufelskralle ratiopharm® Filmtabletten (nicht bei Gallenleiden!); Rhus-Rheuma-Gel N (unter anderem mit Beinwell); Proaktiv® 480 mg Hartkapseln (mit Weidenrinde).
Zusätzlich hilft:

- Physiotherapie auf Verschreibung des Arztes.
- Bei Bedarf kühlen mit einem Coolpack aus der Apotheke. Wickeln Sie es in ein dünnes Handtuch oder die mitgelieferte Textilhülle, um Erfrierungen zu vermeiden.
- Quarkwickel (Kasten, ▸ **siehe Seite 85**).
- Umschläge mit verdünntem Retterspitz äußerlich ▸ **siehe Seite 88**.

Genitalpilz

▸ **siehe Seite 114**.

Grippaler Infekt

Allgemeines: Wir nennen umgangssprachlich den grippalen Infekt oft Grippe. Es handelt sich jedoch um zwei völlig verschiedene Erkrankungen, die lediglich zu Beginn viele ähnliche Symptome haben. Während der grippale Infekt normalerweise harmlos verläuft, haben wir es bei der vom Influenzavirus ausgelösten »echten« Grippe mit massiven Beschwerden wie hohem Fieber, starken Gliederschmerzen und allgemein starkem Krankheitsgefühl zu tun. Der grippale Infekt wird dagegen von vielen verschiedenen Viren ausgelöst, die erheblich harmloser und leichter zu bekämpfen sind als der Influenzavirus.
Symptome: Der grippale Infekt »schleicht sich ein«. Anzeichen sind Husten, Schnupfen, Halsschmerzen, leichte Kopf- und Gliederschmerzen, Mattigkeit und leichte Konzentrationsprobleme, manchmal Ohrenschmerzen und leichtes Fieber.
Zum Arzt: Wenn die Beschwerden sich akut verschlimmern (siehe oben) oder sich nicht nach drei Tagen deutlich bessern, ebenso bei grünlich gelbem Auswurf.

Bei einer bestehenden Grunderkrankung wie Asthma, bei Babys, Kleinkindern, alten und immunschwachen Personen vorsichtshalber ebenfalls zum Arzt!

Mögliche Komplikationen: Super- oder Sekundärinfektion ▸ **siehe Seite 26**, Nasennebenhöhlenentzündung ▸ **siehe Seite 104**, Mandelentzündung ▸ **siehe Seite 100**, Mittelohrentzündung ▸ **siehe Seite 101**, Bronchitis ▸ **siehe Seite 84**, Lungenentzündung.

Behandlung mit pflanzlichen Mitteln: Je nach Beschwerden können Sie bis zu sechs Pflanzen aus den folgenden drei Kategorien zu gleichen Teilen mischen und über den Tag verteilt 3 bis 5 Tassen Tee trinken.

- Bei Husten: Salbei ▸ **siehe Seite 66**, Thymian ▸ **siehe Seite 71**, Spitzwegerich.
- Bei Schnupfen: Eisenkraut ▸ **siehe Seite 53**, Pfefferminze ▸ **siehe Seite 64**.
- Zur Abwehrstärkung: Kapuzinerkresse ▸ **siehe Seite 56**, Meerrettich ▸ **siehe Seite 59**, Sonnenhut ▸ **siehe Seite 68**.
- Inhalation, um die Atmung zu erleichtern: Bei Bedarf ½ Handvoll Salbei ▸ **siehe Seite 66** oder Pfefferminze ▸ **siehe Seite 64** in einer Schüssel überbrühen, Kopf und Schüssel zudecken, 5 bis 10 Minuten die wohltuenden Dämpfe einatmen, möglichst abwechselnd durch Mund und Nase.
- Ein Schälchen Wasser mit einigen Tropfen Thymianöl ▸ **siehe Seite 71** neben das Bett stellen. Mit einigen Tropfen Thymian- und Zitronenöl im Wasser das Krankenzimmer regelmäßig auswischen.

TIPP

GEGEN QUÄLENDEN HUSTEN: ZWIEBELSAFT

Schälen Sie 3 mittelgroße, feste Zwiebeln, schneiden sie in sehr dünne Scheiben und geben immer abwechselnd eine Lage Zwiebeln und eine dünne Schicht Roh-Rohrzucker in eine größere, flache Vorratsdose. Sind die Zwiebeln aufgebraucht, schließen Sie mit einer Lage Zucker ab, verschließen die Dose und stellen sie über Nacht in den Kühlschrank. Am Morgen geben Sie alles durch ein Sieb und fangen den entstandenen Saft auf (die Zwiebeln im Sieb noch mal mit einer Gabel ausdrücken). Geben Sie den Saft in ein sauberes Schraubglas. Bei Bedarf, wenn der Hustenreiz sehr unangenehm wird, schlucken Sie langsam 1–2 Teelöffel von dem Saft. Schmeckt besser, als es klingt!

Vor allem nachts ist der Zwiebelsaft ein prima Hustenreizstiller, sodass Sie wieder in den heilsamen Schlaf finden. Im Kühlschrank hält sich der Saft 3 Tage.

Fertigarzneien:

- Angocin® Anti-Infekt N Filmtabletten (mit Kapuzinerkresse, Meerrettich); GeloMyrtol®forte Weichkapseln (unter anderem mit Eukalyptusöl); Isla-Moos® Pastillen (mit Isländisch Moos).
- Zusätzlich Ferrum phosphoricum Comp. Globuli Weleda (homöopathisch), stärkt die Abwehr, lindert die Beschwerden.

Zusätzlich hilft:

- Wärme: Bettruhe; dicke Socken, Schal, warme, aber nicht überheizte Räume (regelmäßig durchlüften!).
- Bei Bedarf abendliches Erkältungsbad: Je 5 Tropfen Eukalyptus- und Kiefernnadelöl in 1 EL Honig, Sahne, fettes Öl oder neutrale Flüssigseife mischen und in die volle Wanne geben. 15 bis 20 Minuten baden, danach gleich ins Bett.
- Täglich ansteigendes Fußbad und Fußwechselbäder ▸ siehe Seite 105 und 86.
- Brustwickel bei Husten ▸ siehe Seite 85.

Harnwegsentzündung (Urethritis und Zystitis)

Allgemeines: Wenn nur die Harnröhre von der schmerzhaften Entzündung betroffen ist, spricht man von Urethritis, ist auch die Blase entzündet, liegt eine Zystitis vor. Verursacher ist jeweils meist das Bakterium Escherichia coli ▸ siehe Seite 20.

Unter schmerzhaften Harnwegsentzündungen leiden vor allem Frauen. Ihre Harnröhre ist kurz, sodass Bakterien schnell tiefer eindringen und bis in die Blase gelangen können. Zudem liegt bei Frauen die Harnröhrenöffnung sehr nah an der Analregion, so können die Bakterien, etwa beim Abwischen mit Toilettenpapier, auf Harnröhre und Blase übergehen.

Mit zunehmendem Alter bekommen auch Männer häufiger Blasenentzündungen, denn mit einer altersbedingten Prostatavergrößerung wird die Harnröhre eingeengt und der Harnabfluss verlangsamt, sodass die Erreger mehr Zeit haben, sich zu vermehren. Ähnlich ist es bei Frauen in der Schwangerschaft: Durch die wachsende Gebärmutter wird die Lage der Blase etwas verändert, der Harn fließt oft langsamer durch die Harnröhre.

Symptome: Typische Anzeichen sind Schmerzen und Brennen beim Wasserlassen sowie ständiger Harndrang mit einer geringen Urinmenge pro Toilettengang. Zusätzlich können Blasenkrämpfe und diffuse Schmerzen im Unterbauch auftreten. Der Urin ist oft trüb, riecht stärker als sonst und kann Blutspuren enthalten.

Zum Arzt: Sofort bei Fieber, Schüttelfrost, Rückenschmerzen und/oder Erbrechen und Übelkeit, dies können Anzeichen einer Nierenbeckenentzündung sein. Auch wenn innerhalb von 1 bis 2 Tagen keine deutliche Besserung eintritt, sollten Sie zum Arzt gehen, es besteht die Gefahr einer Wanderung der Bakterien von der Blase über die Harnleiter zum Nierenbecken.

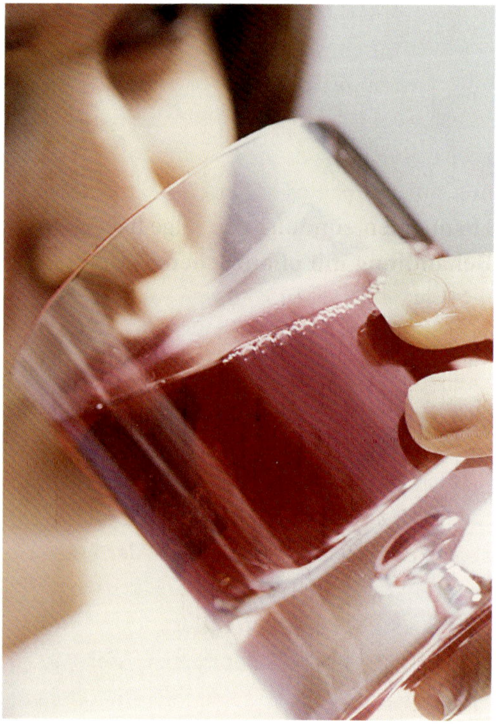

Cranberrysaft sieht toll aus, schmeckt auch so und hilft wirksam bei Harnwegsentzündungen.

Mögliche Komplikationen: Nierenbeckenentzündung, die bis zum Nierenversagen führen kann, und Blutvergiftung.

Behandlung mit pflanzlichen Mitteln:

- Lassen Sie sich einen Tee zu gleichen Teilen aus fünf der folgenden Pflanzen mischen: Goldrute ▸ **siehe Seite 55**, Birke ▸ **siehe Seite 48**, Brunnenkresse ▸ **siehe Seite 49**, Schafgarbe ▸ **siehe Seite 67**, Kamille ▸ **siehe Seite 55**, Kapuzinerkresse ▸ **siehe Seite 56**, Katzenbartblätter, Hauhechelwurzel, Taubnessel, Schachtelhalmkraut. 3-mal täglich eine Tasse Tee ungesüßt trinken.
- Sitzbad mit Kamille: 1 Handvoll Kamille mit kochendem Wasser übergießen, abseihen, in der Sitzbadewanne mit warmem Wasser mischen und 10 Minuten baden. Alternativ können Sie Kamillosan® nach Packungsangabe verwenden. Danach gut abtrocknen und sofort warm anziehen. Auch ein Vollbad (ohne besonderen Zusatz) hilft durch seine Wärme.
- Zur Vorbeugung getrocknete oder frische Cranberrys ▸ **siehe Seite 50** oder auch Preiselbeeren essen oder als Saft trinken.

Fertigarzneien: Cystinol® N Lösung zum Einnehmen (mit Bärentraube und Goldrute); BioCyst® Weichkapseln (mit Birke, Goldrute, Katzenbart); Nephroselect® M Liquidum zum Einnehmen (unter anderem mit Birke, Kapuzinerkresse, Hauhechel, Goldrute); Kamillosan® für Sitzbäder.

Zusätzlich hilft:

- Viel warmes Wasser trinken (3 bis 4 Liter über den Tag verteilt), um die Bakterien »herauszuspülen«.
- Füße und Unterleib mit Kleidung warm halten (dicke Socken, Nierenwärmer; Hose statt Rock im Sommer), nicht auf kalten Untergrund setzen.
- Bis zum vollständigen Abklingen auf Geschlechtsverkehr verzichten.
- Auf der Couch oder im Bett eine Wärmflasche auflegen.

Lippenherpes (Herpes labialis)

Allgemeines: Der auslösende Virus für eine der häufigsten Infektionskrankheiten der Haut heißt Herpes simplex Virus Typ 1 (HSV1). Meist wird er über Tröpfchen- oder Schmierinfektion übertragen ▸ siehe Seite 18 und tritt als Lippenherpes am Rand des Lippenrots in Erscheinung. Oft liegt beim Erscheinen der Symptome die Ansteckung schon lange Zeit zurück. Die erste Infektion verläuft in der Regel unbemerkt, das Immunsystem eliminiert die Viren. Deren Erbgut »schlummert« jedoch in den Nervenzellen und ist bei einer schwachen Abwehrlage, etwa bei Sonnenbrand, Stress, Fieber oder bei Einnahme von Immunsuppressiva, jederzeit reaktivierbar. Dann kommt es zu einer weiteren, diesmal sichtbaren Infektion.
Symptome: Zu Beginn ist die Haut an der Lippe gespannt, gereizt, kribbelt und juckt, bis sich schmerzhafte, entzündete Bläschen bilden. Es folgt eine Verkrustung, teils mit Eiter, bis die Bläschen langsam abheilen.
Zum Arzt: Bei grippeartigen Symptomen wie Kopfschmerzen und Fieber und wenn die Infektion nach zwei Wochen nicht abgeheilt ist. Ebenso wenn die Symptome an anderen Körperstellen (zum Beispiel Nase oder Augen) auftauchen. Ist ein Baby oder Kleinkind betroffen, müssen Sie ebenfalls sofort den Arzt aufsuchen!
Mögliche Komplikationen: Die Bläschen dürfen niemals aufgestochen werden: Die Viren können schnell an andere Hautstellen übertragen werden. Außerdem könnten sich Bakterien in die Bläschen hineinsetzen und eine Superinfektion ▸ siehe Seite 26 oder Blutvergiftung auslösen. Ein nicht fachgerecht behandelter Herpes kann zudem eine Hirnhautentzündung zur Folge haben.
Behandlung mit pflanzlichen Mitteln:

- Bereiten Sie einen starken Tee aus einer der folgenden Drogen zu: Eichenrinde, Kamille ▸ siehe Seite 55, Melisse, Ringelblume ▸ siehe Seite 65, Salbei ▸ siehe Seite 66, Sonnenhut ▸ siehe Seite 68, Thymian ▸ siehe Seite 71. Den Tee mit einem Wattepad mehrmals täglich auftragen.
- 3–5 Tropfen Propolis ▸ siehe Seite 47 in 1 EL Aloe-vera-Gel ▸ siehe Seite 45 mischen, mehrmals täglich auftupfen.
- Mehrmals täglich Teebaumöl ▸ siehe Seite 70 auftupfen: Mischen Sie 10 Tropfen Sesamöl und 10 Tropfen Teebaumöl in einem

TIPP

BACH-BLÜTEN
Bei ersten Anzeichen von Spannen und Kribbeln an der Lippe können die Bach-Rescue-Tropfen auf die empfindliche Stelle aufgetragen werden. Durch den Alkohol desinfizieren sie und können aufgrund ihres Wirkprinzips durchaus einen Ausbruch verhindern.

Mini-Schraubglas. Weil Teebaumöl austrocknend wirkt, zwischendurch parfümfreien Lippenbalsam auftragen.

Fertigarzneien: Lomaherpan® Creme (mit Melissenblättern); Propolisept® Urtinktur (mit Propolis).

Zusätzlich hilft:

- Zwischendurch immer mal etwas Zinksalbe auftragen (wie Penaten-Creme®).
- Vorbeugend Lippenbalsam mit Lichtschutzfaktor verwenden, um die Haut vor Austrocknung und damit erhöhter Anfälligkeit zu schützen.
- Wichtig: Nach Berührung der Bläschen stets gründlich die Hände waschen.

Magen-Darm-Infekt (Gastroenteritis)

Allgemeines: Hinter einem Magen-Darm-Infekt, auch Magen-Darm-Grippe genannt, verbirgt sich eine Entzündung der Schleimhäute in Magen und Dünndarm. Selten ist auch der Dickdarm betroffen.

Sind Giftstoffe aus der Nahrung die Ursache, spricht man von einer Lebensmittelvergiftung. Aber auch Viren, manchmal Bakterien (etwa Salmonellen) oder Parasiten können beteiligt sein. Die Inkubationszeit von der Ansteckung bis zum Auftauchen erster Symptome wie Erbrechen oder Durchfall beträgt meist wenige Stunden.

Die Erkrankung kann auch per Schmierinfektion übertragen werden, etwa auf der Toilette ▸ siehe Seite 18. Bei mangelnder Händehygiene können die Keime über die Nahrungsaufnahme in den Organismus gelangen. Auf diesem Weg breiten sie sich etwa in Kindergärten besonders rasch aus. In sehr heißen Ländern besteht außerdem die Gefahr, dass sich krank machende Keime im Trinkwasser oder auf nicht verpackten oder ungekühlten Lebensmitteln niederlassen und massiv vermehren.

Oft heilt eine Magen-Darm-Infektion ohne Komplikation aus. Brechdurchfall hat jedoch meist einen sehr hohen Flüssigkeits- und Mineralstoffverlust zur Folge.

Ist ein Salmonellenbefall oder eine Infektion mit EHEC (krank machende Bakterienstämme von Escherichia coli, ▸ siehe Seite 20) der Auslöser, muss der Arzt dies nach deutscher Regelung dem Gesundheitsamt melden.

Symptome: Meist plötzlich eintretender und akuter Durchfall mit Erbrechen, Bauchkrämpfen, Übelkeit, Appetitlosigkeit, ein oft massives Schwächegefühl und ein schlechtes Allgemeinbefinden.

Zum Arzt: Immer bei Säuglingen, Kleinkindern und älteren Menschen! Ebenso bei länger als einen Tag anhaltendem Durchfall oder Erbrechen (und dadurch massivem Flüssigkeitsverlust), bei großer Schwäche.

Mögliche Komplikationen: Blut im Stuhl, Dehydration (Austrocknung des Körpers), Nierenversagen; Unterzuckerung oder Schock, weil sich die Blutmenge durch den Flüssigkeitsverlust stark reduziert.

Behandlung mit pflanzlichen Mitteln:

- Lassen Sie sich zu gleichen Teilen folgende Kräuter mischen: Kamille ▸ **siehe Seite 55**, Odermennig ▸ **siehe Seite 60**, Pfefferminze ▸ **siehe Seite 64**, Zimtrinde ▸ **siehe Seite 50** sowie eine fünfte Zutat (Brombeerblätter, Frauenmantel, Gänsefingerkraut oder Heidelbeerblätter). Bereiten Sie 3-mal täglich, jeweils rund eineinhalb Stunden nach den Mahlzeiten, eine Tasse Tee zu – halb so stark wie auf ▸ **siehe Seite 42** angegeben, um den angegriffenen Magen zu schonen.
- Frische Papaya ▸ **siehe Seite 61** auf dem Speiseplan.
- Als ergänzenden Tee zwischendurch etwas frisch geraspelte Ingwerwurzel mit kochendem Wasser aufgießen, 10 Minuten zugedeckt ziehen lassen, ungesüßt trinken. Ebenso lassen sich Suppen, Ragouts, Saucen mit Ingwer würzen.
- Blutwurz oder Eichenrinde als Tinktur: 3-mal täglich 10 Tropfen rund eine Stunde nach der Mahlzeit einnehmen.

Fertigarzneien: CARBO KÖNIGSFELD® (Kaffeekohle), Pulver zum Einnehmen.

Zusätzlich hilft:

- Bettruhe.
- Sehr viel trinken: leichten, ungesüßten Kräutertee, schwarzen Tee, Wasser ohne Kohlensäure. Besonders wichtig bei Babys, Kleinkindern und alten Menschen, deren Körper schnell austrocknet.

WICHTIG

SO SCHÜTZEN SIE SICH VOR EINER SALMONELLENINFEKTION

- Rohe Lebensmittel wie Fleisch, Fisch, Eier, Speiseeis, Desserts, Sahnetorte durchgehend kühlen. Zum Einkaufen eine Kühltasche mitnehmen. Beim Grillabend eine Kühlmöglichkeit für Mayonnaise & Co. bereitstellen oder Saucen ohne Milch und Ei nehmen.
- Fleisch, Geflügel und Fisch ausreichend durcherhitzen. Salmonellen sterben erst bei über 70 °C ab.
- Eier möglichst frisch verwenden. Frühstückseier mindestens 7 Minuten kochen, Spiegeleier im Sommer von beiden Seiten braten. Eier aus ökologischer Tierhaltung nehmen, auf denen seltener antibiotikaresistente Keime sind.
- Auf Selbstgemachtes mit rohen Eiern, wie Tiramisu oder Mayonnaise, sollten Sie verzichten.
- Arbeitsflächen, Messer und Geräte nach dem Kontakt mit rohem Fleisch und Fisch sofort heiß abwaschen.
- Auftauwasser gehört immer in den Ausguss, gründlich heiß nachspülen.

- Um den Mineralstoff- und Vitaminhaushalt aufrechtzuerhalten und sich mit Energie zu versorgen, regelmäßig essen! Geeignet sind Zwieback, Banane, geriebener Apfel, leichte Gemüsesuppe, Reis.
- Vorbeugend nach jedem Toilettengang die Hände sehr gründlich waschen, auch die Handflächen und Fingerzwischenräume einbeziehen.
- Oft tritt eine Gastroenteritis bei Reisen in andere Länder auf, nicht zuletzt weil unser Immunsystem gegen die dortigen Erreger noch keine Strategie entwickelt hat. Lassen Sie sich vom Heilpraktiker, individuell auf Sie und das bereiste Land abgestimmt, eine Tinktur mit stark bitterstoffhaltigen Pflanzen zusammenstellen. Diese sorgen im Magen für eine erhöhte Salzsäureproduktion, die krank machende Keime bereits im Magen zerstört.

Magenschleimhautentzündung (Gastritis)

Allgemeines: Der Magen ist von einer Schleimhautschicht ausgekleidet, welche die darunterliegenden Gewebeschichten vor der Magensäure schützt. Ist die Schleimhaut beschädigt, sei es im Magen oder am Magenausgang, spricht man von einer Gastritis. Die akute Erkrankung kann bei unzureichender Behandlung in eine chronische Form übergehen. Gastritis ist nicht ansteckend, obwohl der häufigste Auslöser Bakterien sind. Auch hoch dosierte Medikamente wie Schmerzmittel oder Kortisonpräparate können die Magenschleimhaut schädigen, ebenso Kaffee, Alkohol und Rauchen, Stress und hektisches Essen. Nicht selten verlaufen chronisch gewordene Magenschleimhautentzündungen symptomlos und werden nur zufällig entdeckt. Eine seltene Form ist die Autoimmungastritis, hier greift die eigene Abwehr die Magenschleimhaut an und schädigt sie.
Die Folgen einer chronischen Gastritis sind unter anderem Eisen- und Vitamin-B12-Mangel – der Körper ist dann nicht mehr optimal mit roten Blutkörperchen und Sauerstoff versorgt, was teils schwere und irreversible Folgen haben kann.
Symptome: Krampfartige Bauch- und Magenschmerzen, Druck- und Völlegefühl, Blähungen, Appetitlosigkeit, Übelkeit, Erbrechen, in schwereren Fällen auch Teerstuhl (»schwarzer« Stuhl, Blut im Stuhl) und Bluterbrechen. Typisch ist eine Verschlimmerung der Symptome direkt nach dem Essen.
Zum Arzt: Bei Teerstuhl und Bluterbrechen sowie akuter Verschlimmerung oder einem länger als vier Wochen andauernden Krankheitsverlauf.
Mögliche Komplikationen: Magengeschwür, Magenblutung oder -durchbruch, Zwölffingerdarmgeschwür, erhöhtes Magenkrebsrisiko.
Behandlung mit pflanzlichen Mitteln:
- Lassen Sie sich einen Tee zu gleichen Teilen aus Kamille ▸ **siehe Seite 55**, Pfef-

ferminze ▸ **siehe Seite 64**, Schafgarbe ▸ **siehe Seite 67** und Süßholz ▸ **siehe Seite 68** mischen; zusätzlich eines der folgenden Kräuter: Baldrian, Eibischwurzel, Fenchelsamen, Hafer, Malvenblätter und -blüten, Melisse. 3-mal täglich unabhängig von den Mahlzeiten eine Tasse trinken.

- Bei Gastritis hat der Schutz der Schleimhaut erste Priorität. Die Schleimstoffe des Leinsamens helfen dabei. Übergießen Sie 2-mal täglich 1 Esslöffel grob geschroteten oder im Mörser gestoßenen braunen Leinsamen mit 1 Tasse warmem Wasser und lassen ihn 1 Stunde quellen. Dann abseihen und das Wasser trinken.

Fertigarzneien: Gastritol® »Dr. Klein« Tropfen (unter anderem mit Süßholzwurzel, Kamille und Wermut); Iberogast® Flüssigkeit (mit Kamille, Pfefferminze und Kümmel); Gastrarctin® N Tropfen (mit kolloidalem Silber, Kamille und Pfefferminze).

Zusätzlich hilft:

- Bei einer akuten Gastritis sollten Sie alle säurereichen, sehr fetten oder süßen sowie sehr kalte Nahrungsmittel meiden. Halten Sie sich an leichte Kost wie Naturjoghurt, säurearmes Obst (Bananen, mehlige Äpfel, Melone …), Reis, Brot aus Dinkel.
- Nehmen Sie mehrere kleine Mahlzeiten in Ruhe ein statt drei große Mahlzeiten, die den Magen zu sehr belasten.
- Zumindest vorübergehender Verzicht auf Kaffee, Alkohol und Rauchen.

TIPP

ROLLKUR BEI MAGENBESCHWERDEN

Bei dieser einfachen Kur wird das Innere des Magens an allen Stellen mit dem heilungsfördernden Tee benetzt. Bereiten Sie sich morgens eine große Tasse Kamillentee aus Blüten zu. Trinken Sie den Tee und legen Sie sich dann in einem warmen Raum jeweils 5 Minuten auf den Rücken, die rechte Seite, die linke Seite und den Bauch. Danach noch 15 Minuten unter einer warmen Decke liegen bleiben und ausruhen, eventuell mit einer Wärmflasche. Abends wiederholen und die Kur auf diese Art zwei Wochen lang durchführen.

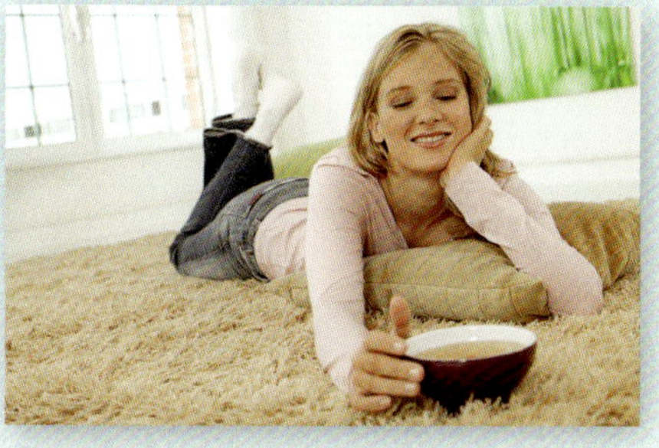

- Morgens und abends Rollkur.
- Achten Sie auf viel Bewegung, wenig Stress, Entspannungsübungen wie autogenes Training, progressive Muskelentspannung oder Meditation.

Mandelentzündung (Angina tonsillaris, Tonsillitis)

Allgemeines: Es handelt sich um eine in der Regel durch Bakterien (meist Streptokokken A) ausgelöste Entzündung der Gaumenmandeln. Die Ansteckung erfolgt per Tröpfcheninfektion ▸ **siehe Seite 18** und betrifft oft Kindergarten- und Schulkinder.

Die Mandeln bilden zusammen mit weiterem lymphatischem Gewebe den lymphatischen Rachenring. Dieser stellt einen normalerweise sehr wirkungsvollen Schutzwall gegen Erreger dar: Er vernichtet sie und informiert das Immunsystem über die Eindringlinge. Sind jedoch Organismus und Immunsystem allgemein geschwächt, wird der Schutzwall angreifbar.

Symptome: Schmerzen im Rachenbereich mit Schluckbeschwerden, roten, geschwollenen Mandeln, die ein Engegefühl hervorrufen können. Zusätzlich kann es zu plötzlichem hohem Fieber, zu Kopfschmerzen, Mundgeruch und Erbrechen kommen. Zu sehen ist manchmal ein weißer bis gelblicher Belag auf den Mandeln. Hinzu kommen manchmal auch Schnupfen, Bindehautentzündung und Husten, dann handelt es sich meist um eine virale Infektion.

Zum Arzt: Bei hohem Fieber und schlechtem Allgemeinbefinden und wenn es einen zweiten Krankheitsgipfel gibt, wenn also zum Beispiel das Fieber schon wieder gesunken war und plötzlich wieder ansteigt. Ebenso wenn nach zwei Tagen keine deutliche Besserung eingetreten ist. Im Falle einer ärztlichen Therapie ist ein Streptokokken-Schnelltest dringend angeraten, um eine erregerspezifische Therapie zu ermöglichen ▸ **siehe Seite 18**.

TIPP

RETTERSPITZ-HALSWICKEL

Geben Sie Retterspitz-Flüssigkeit wie in der Packungsanleitung beschrieben auf ein längeres Baumwoll- oder Leinentuch und legen dieses um den Hals. Darüber einen dicken Wollschal wickeln. Nach rund 30 Minuten das nasse Stofftuch abnehmen und den Hals mit dem Wollschal weiterhin wärmen.

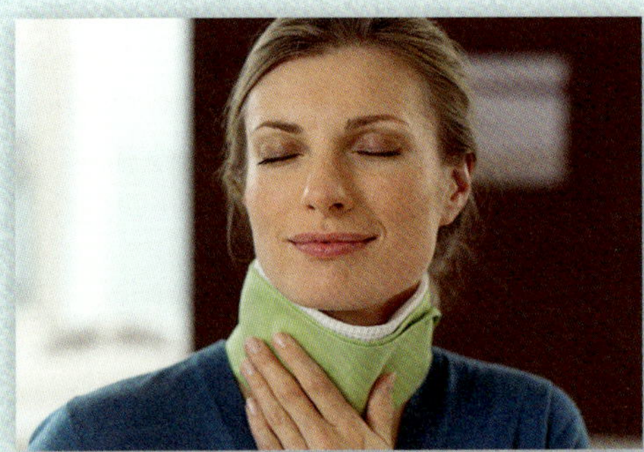

Mögliche Komplikationen: Sind Streptokokken der Auslöser, kann es zu gefährlichen Folgeerkrankungen wie rheumatischem Fieber, Nierenentzündung, Herzinnenhaut- oder Gelenkentzündung kommen.

Behandlung mit pflanzlichen Mitteln:

- Lassen Sie sich begleitend zur ärztlichen Therapie einen Tee zu gleichen Teilen aus Eisenkraut ▸ siehe Seite 53, Kapuzinerkresse ▸ siehe Seite 56, Salbei ▸ siehe Seite 66, Sonnenhut ▸ siehe Seite 68 und Thymian ▸ siehe Seite 71 mischen. 3-mal täglich eine Tasse trinken.
- 3-mal täglich 3–5 Tropfen Propolistinktur in 1 TL Honig mischen und langsam im Mund zergehen lassen.
- Gurgeln und Inhalieren (▸ siehe Seite 84, hier mit offenem Mund) mit einem starken Aufguss aus Kamille ▸ siehe Seite 55, Salbei ▸ siehe Seite 66 oder Thymian ▸ siehe Seite 71.
- Thymian-Halswickel ▸ siehe Kasten Seite 100.

Fertigarzneien:

Zum Gurgeln Bolus Eucalypti comp. (unter anderem mit Eukalyptus) oder Salviathymol® (unter anderem mit Salbei, Thymian, Eukalyptus, Pfefferminze, Zimt, Nelken); Esberitox® Tabletten (mit Sonnenhut); Imupret® Dragees (unter anderem mit Eibischwurzel, Kamille, Eichenrinde), auch als Tropfen erhältlich; Isla Moos® Pastillen (mit Isländisch Moos).

Zusätzlich hilft:

- Bettruhe und ausreichendes Lüften.
- Schal und Mütze tragen, im Sommer ein Halstuch.
- Viel warmes Wasser oder leichten Kräutertee trinken.
- 1- bis 2-mal täglich Halswickel ▸ siehe Kasten Seite 100 oder Quarkwickel ▸ siehe Seite 85.
- Gegebenenfalls aufs Rauchen verzichten.

Mittelohrentzündung (Otitis media)

Allgemeines: Der mittlere Abschnitt des Hörorgans beherbergt das Trommelfell mit den Gehörknöchelchen. Im gesunden Ohr fließen Flüssigkeiten vom Mittelohr über die sogenannte Eustachische Röhre oder Ohrtrompete direkt in den hinteren Rachenraum ab. Auf diesem Wege gelangen aber auch Erreger in das Ohr, etwa bei einer Erkältung. Ist der mittlere Bereich im Ohr entzündet und geschwollen, funktioniert der Flüssigkeitsabfluss nicht mehr ausreichend, das Sekret staut sich und die Keime können das Ohr nicht verlassen. Das Trommelfell kann nicht mehr ausreichend schwingen, wodurch das Gehör vorübergehend beeinträchtigt sein kann. Manchmal reißt das Trommelfell durch den Druck ein wenig ein, der Eiter kann dann durch den Gehörgang abfließen, der Druck und die Schmerzen lassen nach. Ausgelöst wird eine Otitis meist von Bakterien, seltener von Viren, betroffen sind hauptsächlich Kinder. Bei ihnen ist die Eustachische Röhre sehr kurz, und die Erreger müssen nur eine kurze Strecke zurücklegen, um sich im Ohr niederzulassen.

Symptome:

- Schmerzen und Juckreiz im Ohr, typisch: Schmerz beim Ziehen an der Ohrmuschel.
- Eitriger Ausfluss aus dem Ohr.
- Eingeschränktes Hörvermögen und Druckgefühl.
- Kinder sind schnell gereizt, weinen viel, wirken teilweise schlapp und sind allgemein kränklich.

Zum Arzt: Bei geöffnetem Trommelfell (Eiterfluss aus dem Ohr), bei Fieber oder starken Schmerzen sowie wenn nach 24 Stunden keine Besserung eintritt.

Mögliche Komplikationen: Chronischer Verlauf mit Keimausbreitung auf Ohrknochen (Mastoiditis) und Innenohr, Hirnhautentzündung, bleibende Schwerhörigkeit.

Behandlung mit pflanzlichen Mitteln:

- 2-mal täglich Zwiebelsäckchen auflegen (siehe Kasten).
- Nur bei intaktem Trommelfell (nach Absprache mit dem Arzt): alle 2 Tage eine frische Knoblauchzehe fein zerquetschen, den Saft auffangen und auf einen sauberen Wattebausch geben. Sanft in den vorderen (!) Gehörgang einführen und dort 10 Minuten belassen.
- 1 Tropfen warmes (nicht heißes!) Sesamöl, evtl. mit 1 Tropfen ätherischem Kamillenöl gemischt, in den Gehörgang träufeln.

TIPP

ZWIEBELSÄCKCHEN

Lindert die Beschwerden und wirkt antientzündlich: 1 bis 2 Zwiebeln sehr fein hacken, in ein dünnes Baumwolltuch einschlagen, das Ganze auf eine warme (nicht heiße) Wärmflasche legen.
Das Ohr mit einer Creme etwas einfetten, dann rund 30 Minuten so auf das auf der Wärmflasche liegende Zwiebelsäckchen legen, dass das gesamte Ohr damit in Berührung kommt. Möglichst 2-mal am Tag anwenden.

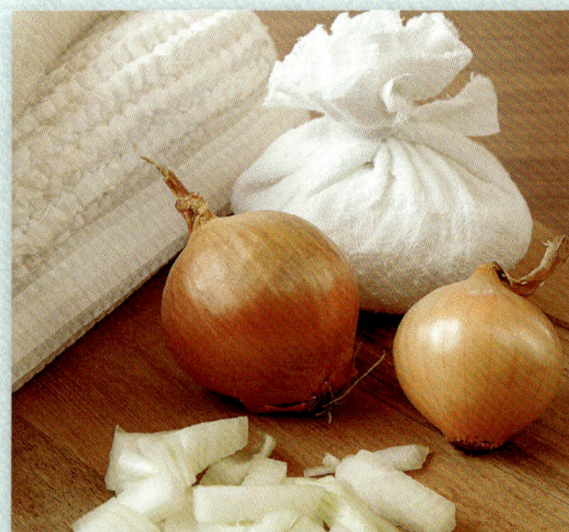

Fertigarzneien: Levisticum H 10%, Weleda (mit Liebstöckel); abschwellendes Nasenspray, zum Beispiel Rhinodoron® von Weleda.
Zusätzlich hilft:
- Rotlichtbehandlung.
- Viel Wasser und leichten Kräutertee trinken.
- Bettruhe; Zugluft vermeiden (Kopfbedeckung!).

Mundschleimhautentzündung (Stomatitis)

Allgemeines: Stomatitis ist der Oberbegriff für durch viele verschiedene Ursachen ausgelöste Entzündungen der Schleimhäute im Mundraum. Zu den möglichen Verursachern zählen Bakterien, Viren und Pilze, begünstigend wirken Vitamin- oder Eisenmangel, schwere Systemerkrankungen wie Diabetes oder eine Ansteckung mit HIV. Auch entzündliche Darmerkrankungen oder eine schwache körpereigene Abwehr (etwa nach einer Therapie mit Kortison oder Antibiotika) können die Entzündung begünstigen, ebenso mangelnde Zahnhygiene, Schleimhautschädigungen durch heiße Speisen, ungeeignetes Mundhygiene-Werkzeug, das Zahnfleischbluten verursacht, oder Bissverletzungen. Häufig geht eine Zahnfleischentzündung (Gingivitis, ▸ siehe Seite 111) voraus.
Die Schleimhäute im Mund sind sehr gut durchblutet, und die Zellen teilen sich schnell. Deshalb heilen Wunden im Mund schneller als an anderen Körperstellen.

Symptome:
Die häufigsten Formen der Stomatitis:
- Aphthen, jene schmerzhaften, flächig weiß erscheinenden Entzündungen im Mundraum, auch auf der Zunge. Oft sind sie von einem roten Hof umgeben.
- Mundsoor, unter dem Babys häufiger leiden ▸ siehe auch Seite 113.
- Mundfäule ist die gravierendste Form: In der gesamten Mundhöhle bilden sich schmerzhafte Bläschen, dazu kommen oft hohes Fieber, geschwollene Halslymphknoten, Mundgeruch und eine veränderte Speichelproduktion (meist vermehrt, manchmal vermindert). Mundfäule kann lokal begrenzt oder sehr großflächig auftreten.
- Im weitesten Sinne können auch Mundwinkelrhagaden dazugezählt werden, kleine Einrisse im Mundwinkel, die nach mehreren Tagen langsam abheilen.

Als generelle Symptome können je nach Art und Ausprägung Schwellungen, Rötungen und Schmerzen im Mundraum, auch auf der Zunge, Schleimhautblutungen, Schluckbeschwerden, Mundgeruch hinzukommen.
Zum Arzt: Bei starken Schmerzen, wenn Ihr Kind nicht mehr isst oder trinkt und wenn nicht spätestens nach drei Tagen eine sehr deutliche Besserung eingetreten ist.
Mögliche Komplikationen: Ausweitung des Infektionsherdes, dadurch bedingte Kau- und Schluckbeschwerden mit Austrocknung und Mangelernährung. Außerdem besteht die Gefahr einer Sekundärinfektion.

Behandlung mit pflanzlichen Mitteln:

- Nach jedem Zähneputzen desinfizieren: mit einem frischen Wattestäbchen eine Tinktur aus Salbei, Thymian, Myrrhe, Kamille oder Propolis auf die betroffenen Stellen auftragen.
- Zwischendurch zur Wundheilung Calendula- oder Hamamelistinktur auftragen. Bei Kindern wegen des Alkoholgehalts sparsam und nicht zu häufig, bei großen Flächen eher darauf verzichten.
- Zusätzlich morgens und abends mit einem starken, lauwarmen Tee aus Eichenrinde oder Blutwurz gurgeln, die zusammenziehende Wirkung unterstützt das Heilen der Schleimhäute.

Fertigarzneien: Aperisan® Mundgel (mit Salbei); Infecto Gingi® Mundgel (unter anderem mit Salbei und Kamille).

Zusätzlich hilft:

- Regelmäßige und sachgemäße Mundhygiene: Nach jedem Essen 3 Minuten mit einer weichen Zahnbürste putzen und Zahnseide anwenden. Täglich eine Mundspülung mit Salbei-, Kamillen- oder Melissentinktur.
- Während der Erkrankung nichts Saures und wenig Süßes essen.
- Die Abwehr stärken ▸ siehe Seite 31.
- Bei einer immer wiederkehrenden Entzündung der Mundschleimhäute ist eine ärztliche Kontrolle der Werte von Vitamin B12, Vitamin C, Eisen und Zink im Blut dringend anzuraten.

Mundsoor

▸ siehe Seite 113.

Nagelpilz

▸ siehe Seite 115.

Nasennebenhöhlenentzündung (Sinusitis)

Allgemeines: Unser Schädel hat vier verschiedene knöcherne Nasennebenhöhlen: Kieferhöhle, Stirnhöhle, Keilbeinhöhle und Siebbeinhöhle sind mit Schleimhäuten und feinsten Härchen ausgekleidete Hohlräume. Eine Nasennebenhöhlenentzündung wird häufig von Viren verursacht und beginnt mit einem »normalen« Schnupfen. Schaffen die Härchen den Abtransport des Schleims nicht mehr, schwillt die Schleimhaut an, und die Ausgänge verstopfen. Daneben können auch anatomische Engstellen den Abfluss behindern. Dadurch können die Nebenhöhlen nicht mehr ausreichend belüftet werden, und die Keime vermehren sich auf dem zähfließenden Schleim weiter.

Oft ist die Sinusitis Begleiterscheinung einer Erkrankung der oberen Atemwege, eines grippalen Infekts oder auch einer Allergie. Sie kann akut oder chronisch verlaufen. Von einer chronischen Sinusitis spricht man, wenn die Entzündungsdauer zwei bis drei Monate überschritten hat. Eine nicht ausge

heilte akute Sinusitis führt häufig zu einer chronischen Sinusitis.
Symptome: Schnupfen, zäher, gelbgrüner Auswurf, auch Fieber und Abgeschlagenheit. Starke Kopfschmerzen, pulsierende Gesichtsschmerzen, manchmal auch im Bereich von Ohren, Zähnen oder Kieferhöhle.
Zum Arzt: Wenn nach drei Tagen keine Besserung eintritt, bei hohem Fieber (über 39,5 °C bei Kindern, 39 °C bei Erwachsenen) und sehr starken Beschwerden, die den Alltag beeinträchtigen. Ebenso bei zahnschmerzähnlichen Missempfindungen, Sehstörungen, starker Benommenheit.
Mögliche Komplikationen: Chronische Sinusitis, Hirn- oder Hirnhautentzündung, Hirnabszess (Eiterbildung im Gehirn), Augen- oder Zahnwurzelentzündung.
Behandlung mit pflanzlichen Mitteln:

- 3-mal täglich eine große Tasse von folgender Teemischung trinken: Eisenkraut ▸ **siehe Seite 53**, Kamille ▸ **siehe Seite 55**, Pfefferminze ▸ **siehe Seite 64**, Sonnenhut ▸ **siehe Seite 68**, Thymian ▸ **siehe Seite 71**.
- Zwischendurch Tee aus Holunderblüten, Lindenblüten und Hagebuttenfrüchten (nicht bei Fieber über 38,5 °C).
- 3-mal täglich 3–5 Tropfen Propolis auf 1 TL Honig einnehmen.
- Inhalation ▸ **siehe Seite 84** mit Kamille, Pfefferminze, Thymian, 3 Tropfen Eukalyptusöl oder 2 EL Salz.

Fertigarzneien: GeloMyrtol® forte Kapseln (mit Eukalyptus); Sinupret® Tabletten (mit Eisenkraut); Esberitox® Tabletten zur Abwehrstärkung (mit Sonnenhut; nicht bei Autoimmunerkrankungen, da Sonnenhut die Abwehrzellen anregt, welche in diesem Fall auch körpereigenes Gewebe verstärkt angreifen!).

TIPP

ANSTEIGENDES FUSSBAD

Stärkt die Abwehrkräfte und tut gut: Stellen Sie eine große Thermoskanne mit kochend heißem Wasser bereit. Lassen Sie lauwarmes Wasser in eine Wanne laufen und stellen Ihre Füße hinein. Gießen Sie nach und nach das heiße Wasser hinzu (nicht direkt auf die Haut!). Ist nach rund 15 Minuten alles aufgebraucht, duschen Sie Ihre Füße kalt ab, trocknen sie gut ab, ziehen warme Wollsocken an und schlüpfen ins Bett.

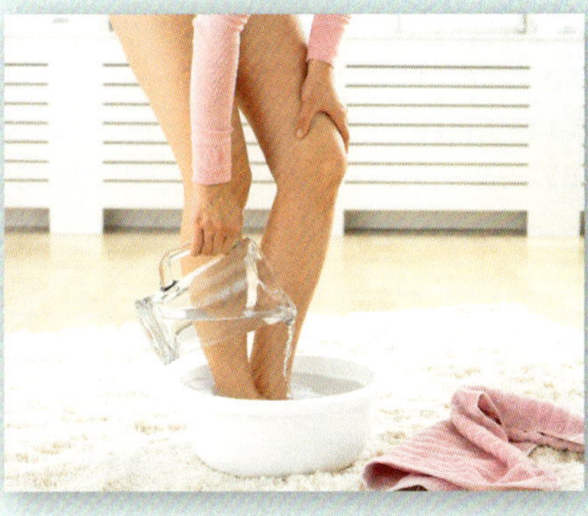

Zusätzlich hilft:

- 1- bis 2-mal täglich Fußwechselbäder, oder ansteigendes Fußbad ▸ **siehe Seite 105**.
- Generell viel trinken, neben den Kräutertees auch viel warmes Wasser. Das hilft, den Schleim zu verflüssigen.
- Den Kopf im Bett höher lagern.
- Alle 2 Tage Rotlichtbestrahlung mit einem Heimgerät oder beim Therapeuten.
- Für gute Luftfeuchtigkeit sorgen: Luftbefeuchter an der Heizung oder nasse Tücher aufhängen.
- Um mithilfe von Senfölglykosiden die Erreger zu bekämpfen, den Auswurf zu fördern und zusätzlich den Körper mit Vitaminen zu versorgen, sind folgende Lebensmittel besonders geeignet: Zitronen, Orangen, Ingwer (frisch geriebene Wurzel als Gewürz), Kresse, Lauch (Porree), Schnittlauch, Bärlauch, Knoblauch ▸ **siehe Seite 58**, Zwiebeln ▸ **siehe Seite 74**, Meerrettich ▸ **siehe Seite 59**.

Neurodermitis (atopisches Ekzem)

Allgemeines: Neurodermitis ist eine chronisch-entzündliche, schubweise auftretende, nicht ansteckende Hauterkrankung, die oft bereits im Baby- oder Kleinkindalter beginnt. Es handelt sich um eine überschießende Abwehrreaktion des Immunsystems: Der Körper bildet Abwehrstoffe gegen normalerweise harmlose Substanzen wie Nüsse oder Hausstaub. Bei der Entstehung spielen neben Veranlagung auch Umweltfaktoren wahrscheinlich eine große Rolle. Nicht selten kommen Allergien wie Asthma und Heuschnupfen dazu und erschweren den Betroffenen zusätzlich das Leben. Zusätzlich fördern belastende psychische Faktoren die Krankheitsentwicklung. Die Krankheit selbst ist eine starke seelische Belastung, woraus oft ein Teufelskreis entsteht.

Schulmedizinisch werden Kortison und Antihistaminika eingesetzt, womit man die überschießenden Reaktionen des Körpers eindämmen will. Die Gefahr einer Superinfektion ▸ **siehe Seite 26** soll durch Antibiotika eingedämmt werden. Die Nebenwirkungen all dieser Präparate sind ebenfalls Teil des Teufelskreises.

Die Erkrankung ist nach jetzigem Stand der Wissenschaft nicht heilbar, dennoch wird von spontanen Heilungen berichtet. Oft gelingt es, den Krankheitsverlauf und die Symptome positiv zu beeinflussen.

Symptome: Trockene, raue, schuppige, Haut mit starkem Juckreiz, häufig an den Hand- und Fußinnenflächen, an den Ellenbogen, Kniekehlen, im Gesicht, am Hals. Der dadurch bedingte Schlafmangel führt oft zu Leistungsabfall und Konzentrationsschwäche, allgemeiner Schwäche und instabilen Abwehrkräften bei Infekten.

Zum Arzt: Da es sich um eine chronische Krankheit handelt, sind regelmäßige Kontrollbesuche nötig. Ein Arztbesuch außer der

Reihe ist angebracht bei extremer Verschlimmerung, die immer den Verdacht auf eine Superinfektion nahelegt.

Mögliche Komplikationen: Superinfektion ▸ siehe Seite 26, in besonders schweren Fällen Entwicklung einer Depression.

Behandlung mit pflanzlichen Mitteln: Beginnen Sie vorsichtig und achtsam mit einzelnen Pflanzen und beobachten Sie die Wirkung und Verträglichkeit.

- Fördert die Abheilung und lindert: 1-mal täglich oder bei Bedarf 2 TL Eichenrinde oder Schwarztee mit ½ l kochendem Wasser übergießen, 15 Minuten ziehen lassen, abseihen und abkühlen lassen. Ein dünnes Baumwolltuch damit tränken und auf die betroffenen Hautstellen legen. Versorgen Sie die Haut danach mit einer rückfettenden Creme, zum Beispiel Halicar® Creme mit Ballonrebe.
- Die betroffenen Hautstellen bei Bedarf vorsichtig mit Kamilleöl (öliger Auszug) einreiben. Einen Versuch wert, etwa wenn Kamille nicht vertragen wird, sind auch Ringelblumensalbe ▸ siehe Seite 65 und reines Aloe-vera-Gel ▸ siehe Seite 45.
- 2 Handvoll Haferstroh locker in ein Baumwollsäckchen füllen und nach dem Einlaufen eines Vollbads in die Badewanne geben. 10–15 Minuten baden.

Fertigarzneien: Cefabene® Salbe oder Tabletten/Tropfen (mit Bittersüßem Nachtschatten); Dermaplant® Salbe oder Halicar® Creme (mit Ballonrebe); Dermatodoron® Salbe oder Dilution zum Einnehmen (mit Pfennigkraut und Bittersüßem Nachtschatten).

Zusätzlich hilft:

- Zinkhaltige Salben, zum Beispiel Penaten-Creme 1- bis 2-mal am Tag oder nach Bedarf auftragen.
- Gute Erfahrungen wurden teils auch mit von kolloidalem Silber ▸ siehe Seite 76 gemacht.
- Viel an die frische Luft gehen, mit breitkrempigem Hut und langen Ärmeln für Sonnenschutz sorgen.
- Bevorzugt milchfreie und vegetarische, frische Kost, keine scharfen Gewürze. Kaffee und Alkohol sehr gemäßigt, wenig säurehaltiges Obst.
- Für die Nacht hat sich ein Coolpack (Apotheke) zum Auflegen bewährt. Verwenden Sie es nicht ohne die mitgelieferte Textilhülle oder ein dünnes Tuch.

Eine kühle Auflage mit Heilpflanzentee lindert den Juckreiz und fördert die Abheilung.

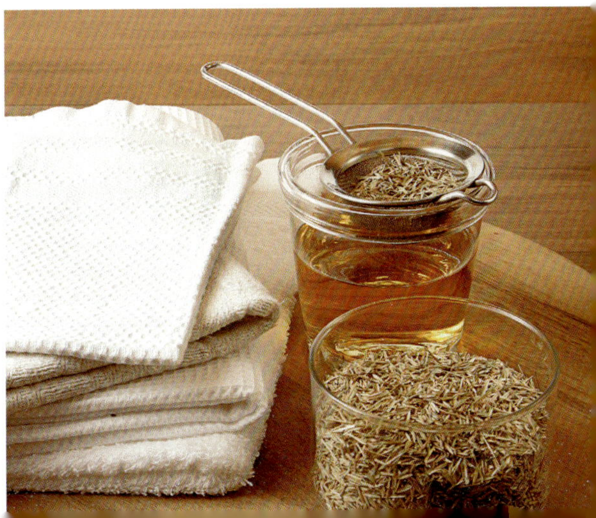

Prostataentzündung (Prostatitis)

Allgemeines: Die männliche Geschlechtsdrüse (auch Vorsteherdrüse genannt) ist etwa kastaniengroß und liegt zwischen Beckenboden und Blase. Sie erzeugt ein dünnflüssiges, milchiges Sekret, dass unter anderem für die Beweglichkeit und die Befruchtungsfähigkeit der Spermien zuständig ist. Der Ausführungsgang für das Sekret mündet in die Harnröhre, die durch die Prostata verläuft. Die akute Prostatitis wird vor allem durch von der Harnröhre aufsteigende Erreger ausgelöst. Bei der Urinuntersuchung werden meist massenhaft Escherichia-coli-Bakterien ▸ **siehe Seite 20** gefunden.

Ist die Prostata entzündet, schwillt sie in der Regel an. Durch ihre Lage direkt unter der Blase kann sich diese nicht mehr ganz entleeren, zusätzlich wird die Harnröhre durch die Entzündung eingeengt. Das führt zu einem Urinstau in der Blase.

Es gibt neben der bakteriellen auch die abakterielle Entzündung, die Symptome sind gleich, es lassen sich aber keine Erreger im Urin nachweisen. Eine Ursachenklärung ist wichtig, weil es sich mit der Symptomatik auch um eine gut- oder bösartige Geschwürbildung handeln kann.

Symptome: Häufiges Wasserlassen mit wenig Urin, Schmerzen und Brennen, manchmal mit Blutbeimischungen; Spannung und Druck in der Damm-, und/oder Leistengegend; Schmerzen beim Stuhlgang und nach der Ejakulation; bei sehr akuten Formen auch Fieber und Schüttelfrost.

Zum Arzt: Bei Harnverhalten, starken Schmerzen, Blut im Urin und wenn nach drei Tagen keine Besserung eintritt.

Mögliche Komplikationen: Prostataabszess, Blasen-, Nierenbecken-, Nebenhodenentzündung, selten Herzinnenhaut- oder Gelenkentzündung. Eine Prostataentzündung kann ohne fachgerechte Behandlung chronisch werden und ist dann häufig die Ursache eines immer wiederkehrenden Harnwegsinfekts, ▸ **siehe Seite 93**.

Behandlung mit pflanzlichen Mitteln:

- Lassen Sie sich zu gleichen Teilen einen Tee mischen aus Brennnesselwurzel, Kleinblütigem Weidenröschen, Pappelrinde und -blättern, Queckenwurzel, Sägepalmfrüchten. Unbedingt 20 Minuten zugedeckt ziehen lassen!
- Zum Vorbeugen täglich 1 Handvoll Kürbiskerne vom Steirischen Ölkürbis (Cucurbita pepo var. Styriaca, Bioladen/Reformhaus) knabbern.

Fertigarzneien: Prostagutt® forte Kapseln (mit Brennnesselwurzel und Sägepalmfrüchten); Prostess®uno Weichkapseln (mit Sägepalmfrüchten).

Zusätzlich hilft:

- Bettruhe.
- Viel Wasser und leichter Kräutertee.
- Vorübergehend sexuelle Abstinenz.

Rachenentzündung (Pharyngitis)

Allgemeines: Bei einer Rachenentzündung sind die Schleimhäute am Gaumen und im Rachen entzündet. Die Verursacher sind oftmals Viren, seltener Bakterien. Die schnelle Ansteckung erfolgt meist über eine Tröpfcheninfektion. Manchmal hat die Pharyngitis allerdings auch eine andere Erkrankung im Schlepptau und ist somit »nur« Vorbote zum Beispiel für Masern, Röteln oder das Pfeiffer'sche Drüsenfieber. Deshalb ist es wichtig, die Rachenentzündung ernst zu nehmen und ihren Verlauf genau zu beobachten.
Eine allmählich beginnende, chronische Verlaufsform kann auch durch mangelnde Luftfeuchtigkeit (Klimaanlagen), Allergien oder Rauchen ausgelöst werden.
Symptome: Bei der akuten Form plötzlicher Beginn mit starken Schluckschmerzen im Rachen- und Gaumenbereich. Der Bereich ist stark gerötet, mit kratzig-rauem, trockenem Halsgefühl, dazu kommen oft Zeichen eines grippalen Infekts wie Husten und Schnupfen. Manchmal gehören noch Fieber, Kopfschmerzen und geschwollene Lymphknoten zu dem Krankheitsbild.
Die chronische Form beginnt dagegen schleichend, mit immer wiederkehrenden Krankheitsanzeichen wie ständigem Räuspern, Reizhusten und einem trockenen Gefühl im Rachen.

Zum Arzt: Bei schmerzenden, geschwollenen und gelb gestippten Mandeln, hohem Fieber, wenn nach drei Tagen keine Besserung eingetreten ist oder das Allgemeinbefinden sich verschlechtert.
Mögliche Komplikationen: Sollte es sich um eine Streptokokkeninfektion handeln, kann es in seltenen Fällen zu rheumatischem Fieber kommen. Die Folgen könnten dann Herz-, Gelenk-, Nieren- oder Hirnschäden sein. Es besteht die Gefahr einer Superinfektion ▸ siehe Seite 26.
Behandlung mit pflanzlichen Mitteln:

- Gurgeln Sie 3-mal täglich mit einem Tee zu gleichen Teilen aus Eibischwurzel, Salbei ▸ siehe Seite 66, Thymian ▸ siehe Seite 71 und Kamille ▸ siehe Seite 55: Lauwarm abkühlen lassen, dann möglichst »mit Stimme« gurgeln, so gelangt der Tee besser überallhin. Den Tee nicht schlucken.
- 3-mal täglich 3–5 Tropfen Propolistinktur auf 1 TL Honig einnehmen.
- Zusätzlich können Sie sich einen Tee mischen lassen aus Salbei ▸ siehe Seite 66, Bockshornklee, Malve und Spitzwegerich; täglich 3 Tassen davon trinken.
- Auf 1 TL Honig 2 Tropfen Propolis geben, portionsweise langsam den Rachen hinunterlaufen lassen, das legt einen schützenden Film um den Rachen.

Fertigarzneien: Isla-Moos® Pastillen (mit Isländisch Moos); Phytohustil® Hustenreizstiller Sirup (mit Eibisch); Schoenenberger Heilpflanzensaft Huflattich.

Zusätzlich hilft:

- Die Räume immer gut lüften und für hohe Luftfeuchtigkeit sorgen (mit Luftbefeuchtern und/oder im Raum aufgehängten nassen Tüchern).
- Viel warmes Wasser und Tee trinken.
- 2-mal täglich Halswickel mit Retterspitz äußerlich Flüssigkeit ▸ **siehe Seite 88.**
- Auf mild gewürzte, nicht zu heiße oder zu kalte Speisen und auf flüssige oder weiche Nahrung zurückgreifen.
- Aufs Rauchen verzichten.
- Bei einer chronischen Pharyngitis die Auslöser eventuell bestehender Allergien ermitteln, die Allergie behandeln.

Windelsoor

▸ **siehe Seite 114.**

Wunden und Verletzungen

Allgemeines: Ein Schnitt mit dem Küchenmesser, ein aufgeschlagenes Knie: Normalerweise verheilen solche Verletzungen, wenn sie nicht zu groß sind, schnell und unkompliziert. Unser Körper reagiert sofort: Mit dem Blut werden Schmutzpartikel und Keime aus der Wunde geschwemmt, die Blutgerinnung setzt ein, indem Blutplättchen zum Verschließen der Wunde »herbeieilen«. So ist die Wunde schnell vor bakteriellen Eindringlingen geschützt. Ist dann die Haut nach einigen Tagen unter dem Schorf nachgewachsen, löst dieser sich ab. Darunter erscheint eine noch etwas empfindliche, aber stabile, schützende Hautschicht.

Wenn die Wundversorgung aber nicht ganz fachgerecht durchgeführt wird, etwa unterwegs, können sich Keime in die Wunde setzen, die Wundheilung behindern und zusätzlich eine Entzündung mit Eiterbildung auslösen. Eiter entsteht, wenn die weißen Blutkörperchen, die zum Entzündungsherd geeilt sind, ihre Arbeit getan haben und aufgelöst werden. Wegen der Gefahr einer Blutvergiftung werden Eiteransammlungen oft geöffnet. Diesen Eingriff darf nur ein erfahrener Arzt vornehmen!

Symptome: Blutende, nässende, schmerzende Hautstellen, häufig mit den typischen Entzündungszeichen: heiß, rot und geschwollen.

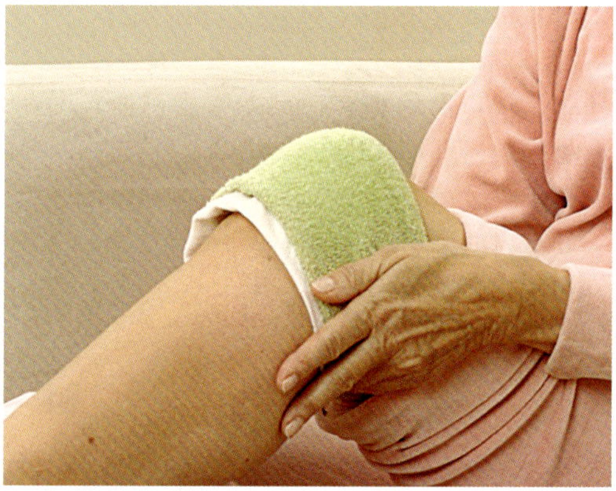

Mit Heilkräuterauflagen können Sie die Heilung bei oberflächlichen Wunden unterstützen.

Zum Arzt: Bei größeren, klaffenden oder stark verschmutzten Wunden (Tetanusauffrischung!), schlechtem Wundverschluss (etwa bei Diabetikern), einsetzendem Fieber oder schwachem Allgemeinbefinden.
Mögliche Komplikationen: Blutvergiftung.
Behandlung mit pflanzlichen Mitteln:

- Bei kleineren Wunden ist eine Tinktur aus Arnika ▸ **siehe Seite 46**, Kamille ▸ **siehe Seite 55** oder Hirtentäschel hilfreich. Täglich mehrmals ein wenig davon auf die Wunde träufeln (brennt eventuell leicht wegen des enthaltenen Alkohols).
- Tränken Sie ein steriles Mulltuch in doppelt starkem Tee aus Ringelblume ▸ **siehe Seite 65**, Ackerschachtelhalm und Eichenrinde und legen es 30 Minuten auf.
- Auch Aloe-vera-Gel ▸ **siehe Seite 45** oder Johanniskrautöl (Achtung, die Haut nicht der Sonne aussetzen!) fördern die Heilung kleinerer Wunden.

Fertigarzneien: Calendula Wundsalbe (diverse Hersteller; mit Ringelblume); Weleda Heilsalbe (mit Ringelblume und Perubalsam).
Zusätzlich hilft:

- Bei einem kleinen Schock (Verwirrtheit, Gefühl von Leere im Kopf) helfen Rescue-Tropfen von Dr. Bach: 3 Tropfen in ein kleines Wasserglas geben, langsam trinken. Bei Bedarf wiederholen.
- Die Wunde mit Mullkompresse und leichtem Verband versorgen, sodass Luft herankommt, aber kein Schmutz. Kompresse und Verband täglich wechseln.

Zahnfleischentzündung (Gingivitis)

Allgemeines: Im Mund lebt eine große Anzahl verschiedener Bakterien. Diese lassen sich auch auf der Zahnoberfläche nieder, mischen sich mit Speiseresten und führen innerhalb einer kurzen Zeit zu Zahnbelag, der sogenannten Plaque. Bei unregelmäßigem Zähneputzen breiten sich die Bakterien zusätzlich auf dem Zahnfleischrand aus und rufen dort eine Entzündung hervor. Auch können unsachgemäßes, zu heftiges, »kraftvolles« Zähneputzen, zu harte oder abgenutzte Zahnbürsten das Zahnfleisch verletzten. Bakterien setzen sich auf diese Mikroverletzungen und lösen eine Zahnfleischentzündung aus.
Begünstigende Faktoren für die Entstehung einer Gingivitis sind hormonelle Schwankungen, zum Beispiel in der Pubertät, Schwangerschaft oder dem Klimakterium, aber auch Vitamin-C-Mangel, Diabetes, Karies oder Rauchen.
Symptome: Rotes, geschwollenes Zahnfleisch, das sich etwas lockert. Häufig kommt es zu Zahnfleischbluten, selten mit Schmerzen verbunden.
Zum Arzt: Bei länger andauerndem Zahnfleischbluten und Schmerzen oder bei spürbarer Lockerung der Zähne.
Mögliche Komplikationen: Parodontitis (Zerstörung des Zahnverankerungssystems), Mundschleimhautentzündung.

Behandlung mit pflanzlichen Mitteln:

- Morgens und abends nach dem Zähneputzen mit einem Tee aus Myrrhe, Kamille ▸ siehe Seite 55 oder Salbei ▸ siehe Seite 66 1 bis 2 Minuten lang den Mund spülen, die Flüssigkeit durch die Zähne ziehen und »kauen«, danach ausspucken, nicht nachspülen. Sie können den Tee auch aus einem der folgenden Kräuter zubereiten: Brombeerblätter, Eichenrinde, Frauenmantel, Hamamelisrinde, Kamille, Ratanhiawurzel oder Schwarze Johannisbeerblätter. Ebenso können Sie 4 Tropfen Teebaumöl in ein Glas Wasser geben.

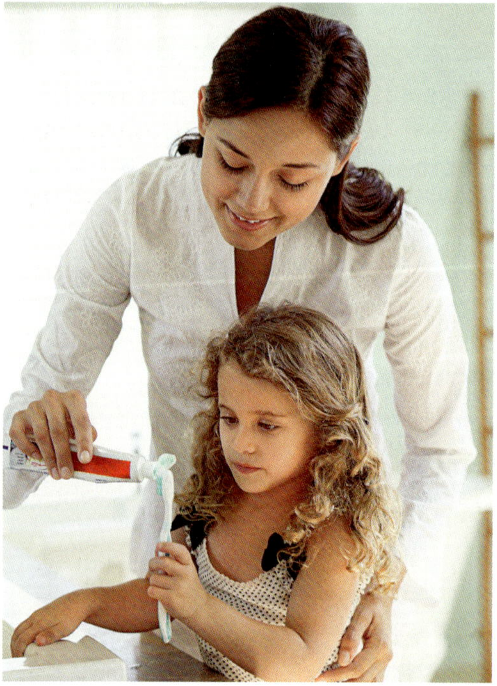

Kinder sollten früh ans tägliche Zähneputzen gewöhnt werden.

Fertigarzneien: Inspirol® P forte zum Spülen (mit Myrrhe); Aperisan® Mundgel zum Einreiben (mit Salbei); InfectoGingi® Mundgel zum Einreiben (mit Salbei und Kamille); Salviathymol® N Flüssigkeit zum Spülen (mit Salbei-, Pfefferminz-, und Nelkenöl); Ratanhia-Zahncreme und -Mundwasser (zum Beispiel von Weleda).

Zusätzlich hilft:

- Nach jedem Essen die Zähne gründlich putzen. Wechseln Sie die Zahnbürste mindestens alle drei Monate, damit sich nicht zu viele Bakterien darauf ansiedeln können. Spülen Sie die Zahnbürste nach Gebrauch gut mit heißem Wasser, schütteln sie kräftig aus und stellen sie mit dem Kopf nach oben zum Trocknen. Verwenden Sie eine weiche Zahnbürste, wichtig ist das sanfte und ausdauernde Massieren des Zahnfleisches beim Putzen.
- Säubern Sie täglich die Zahnzwischenräume mit Zahnseide (bei engen Zwischenräumen ist gewachste zu empfehlen) oder mit speziellen Bürstchen (vom Zahnarzt oder aus der Apotheke).
- Verzichten Sie möglichst auf gesüßte Getränke, auch reine Obstsäfte. Nach säurehaltigen Speisen oder Getränken sollten Sie eine Stunde mit dem Zähneputzen warten, da Säure den Zahnschmelz vorübergehend aufweicht.

PILZINFEKTIONEN

Im Gegensatz zu chemisch hergestellten Antibiotika haben einige Heilpflanzen auch eine antimykotische (pilzwidrige) Wirkung. Hier finden Sie die häufigsten Pilzerkrankungen und erfahren, wie Sie die lästigen »Besucher« mithilfe von pflanzlichen Mitteln loswerden können.

Die Erreger sind sehr häufig Hefepilze der Gattung Candida, in den allermeisten Fällen die Art Candida albicans. Viele Menschen tragen den Pilz natürlicherweise in geringen Mengen in sich, ohne dass er zu einer Infektion führt. Ist das Abwehrsystem jedoch geschwächt, kann er sich ausbreiten und das gesunde Bakteriengleichgewicht durcheinanderbringen.

Nach einer Antibiotikatherapie ist die Gefahr einer Pilzinfektion ebenfalls stark erhöht, da (vor allem Breitband-)Antibiotika auch viele der »nützlichen« Bakterien in unserem Körper eliminieren ▸ **siehe Seite 24.**

Haut und Schleimhäute verlieren dadurch ihre natürliche Schutzfunktion.

Lassen Sie die Beschwerden auf jeden Fall vom Arzt abklären, vor allem bei Babys, Kleinkindern und Schwangeren.

Generell hilft:

- Möglichst nur natürliche Waschlotionen und Pflegeprodukte verwenden (zertifizierte Naturkosmetik).
- Pro Person im Haushalt ein eigenes Handtuch benutzen, das Handtuch häufig durch ein frisches ersetzen.
- Unterwäsche beziehungsweise Socken und Schuhe aus natürlichen Materialien tragen. Wäsche und Strümpfe sollten bei mindestens 60 Grad waschbar sein.
- Allgemein die Abwehrkräfte fördern ▸ **siehe Seite 31.**
- In der Ernährung speziell Zucker und Weißmehl stark reduzieren.

MUNDSOOR

Weißer, dicker Belag im Mundraum und auf der Zunge, gestörte Geschmacksempfindung und »pelziges« Gefühl im Mund sind die typischen Anzeichen dieses Pilzbefalls. Oft sind Babys betroffen. Mundsoor heilt in der Regel folgenlos ab, sollte aber nicht auf die leichte Schulter genommen werden, denn er zeugt von einer Abwehrschwäche und kann bei Babys zu Trinkunlust führen. Befragen Sie den Arzt zu Therapiemöglichkeiten.

WINDELSOOR

Ist die Haut Ihres Babys im Windelbereich wund, nennt man diese Reizung Windeldermatitis. Das feuchte Milieu in der Windel begünstigt die Besiedelung mit Bakterien, aber vor allem mit Pilzen. Dann spricht man von Windelsoor, der sich neben der Rötung auch durch Schüppchen und Pusteln bemerkbar machen kann. Die genaue Diagnose muss der Arzt stellen.
Sie selbst können wirkungsvoll vorbeugen, indem Sie Ihrem Kind häufig eine frische Windel verpassen und zusätzlich den Po viel an die Luft lassen (auf eine warme Umgebungstemperatur achten, damit Ihr Kind nicht auskühlt).
Säubern Sie außerdem den Po mit Ringelblumen-Essenz, zum Beispiel Calendula Essenz von Wala, und benutzen eine ringelblumen- oder kamillehaltige Creme aus biologischem Anbau.

PILZBEFALL IM GENITALBEREICH

Juckreiz, Brennen, Ausfluss und Rötungen, manchmal Schmerzen beim Urinieren – dies deutet darauf hin, dass die Genitalien von Pilzen befallen sind. Dies kann zum Beispiel auf fremden Toiletten passiert sein. Betroffen sind meist Frauen, oft aber auch Männer. Neben guter Hygiene und den allgemeinen Ratschlägen von Seite 18 kann Folgendes helfen:

- Kamillosan® Konzentrat nach Packungsanleitung mit Wasser verdünnen und die Scheide mithilfe einer großen Plastikspritze (natürlich ohne Nadel, aus der Apotheke) spülen. Kamillosan® Wund- und Heilbad nach Packungsanleitung anwenden.
- Majorana/Melissa Vaginaltabletten.

Wichtig: Die Behandlung sollte immer auch den Intimpartner miteinschließen.

FUSSPILZ (TINEA PEDIS)

Betroffen sind vor allem die Zehenzwischenräume, weil hier zarte Hautstellen aneinander reiben und die Haut oft durch Feuchtigkeit aufgeweicht ist. Die Ansteckung erfolgt meist in Feuchträumen wie Schwimmbad, Sauna oder Gemeinschaftsduschen in Sporträumen. Der Pilz macht sich in Juckreiz, Brennen und Stechen bemerkbar, in weiß aufgequollener Haut, Rötungen, Rissen, Hautnässen, Schuppungen und Blasenbildung. Häufig, aber nicht immer sind beide Füße befallen. Die Behandlung muss kontinuierlich über mehrere Wochen erfolgen.
Bei schmerzenden Entzündungen und Verschlimmerung der Symptome oder fehlendem Erfolg bei der Selbstbehandlung sollte der Arzt aufgesucht werden. Menschen mit Diabetes oder Durchblutungsstörungen sollten jedoch gleich zum Arzt gehen.

- Für ein Fußbad mit Eichenrinde und Teebaumöl knapp 1 Handvoll Eichenrinde in einer Fußbadewanne zirka knöchelhoch mit kochendem Wasser übergießen und etwas abkühlen lassen. 15 Tropfen Teebaumöl unterrühren und die Füße 10 Minuten ins warme Bad stellen, danach kurz

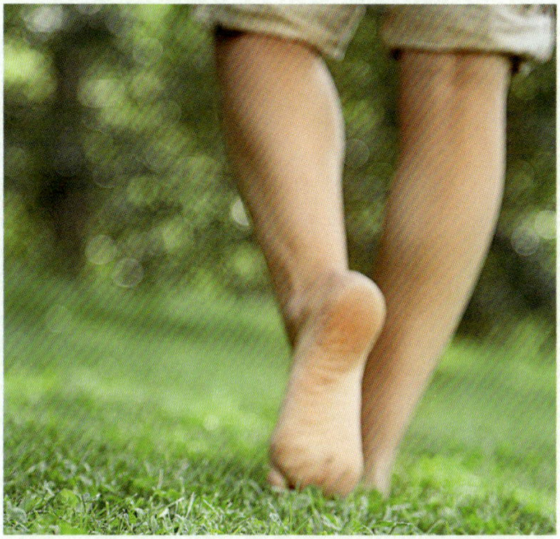

Viel Barfußlaufen lässt Luft an die Füße, macht die Haut robuster und weniger anfällig.

kalt abduschen und gründlich abtrocknen, besonders die Zehenzwischenräume! Nun je 5 Tropfen ätherisches Teebaum- und Palmarosaöl in 50 ml fettes Öl (Sesam- oder Mandelöl) mischen, morgens und abends auftragen. Danach die Hände gut waschen!

- FuPi Fußpilzcreme, zusätzlich FuPi Ex Fußpilzspray für Schuhe und Strümpfe (die Produkte enthalten unter anderem Manukaöl, Grapefruitkernextrakt, Teebaumöl, Ringelblume).
- Um die Füße in den Schuhen trocken zu halten, Dr. Hauschka Seidenpuder auftragen (mit Salbei, Eichenrinde, Enzian).
- Möglichst oft auf natürlichem Untergrund barfuß gehen, ein extra Handtuch für die Füße benutzen.

NAGELPILZ (ONYCHOMYKOSEN)

Der Nagelpilz ist oft Folge eines nicht ausgeheilten Fußpilzes. Selten sind auch die Fingernägel betroffen, doch die Zehennägel sind durch das feuchte Milieu in Schuhen und Strümpfen prädestiniert. Oft ist zunächst nur ein Nagel befallen: Die Nagelränder verfärben sich weiß bis gelb, später zieht sich die Verfärbung über den gesamten Nagel, die Nagelplatte neigt zur Verdickung, die Nägel sind matt und milchig, manchmal haben sie bräunliche Flecken.
Ist das gesamte Nagelbett verfärbt, sind mehrere Nägel befallen, schmerzen die Nägel oder drohen sie einzuwachsen, sollten Sie den Arzt aufsuchen.
Menschen mit Durchblutungsstörungen (etwa infolge von Diabetes), Entzündungen oder einer schlechten Abwehrlage sollten gleich zum Arzt gehen.

- Lassen Sie sich in der Apotheke 9 g ätherisches Weihrauchöl und 1 g ätherisches Wacholderöl ▸ **siehe Seite 72** mischen. Tragen Sie es 1-mal täglich mit einem sauberen Wattepad auf den betroffenen Nagel auf, bis die Symptome nachlassen. Außerdem hilft Nagelpilz-Öl aus der Apotheke (unter anderem mit Teebaum, Melisse und Salbei).
- Die Fußnägel nur schneiden, nicht feilen, denn die Pilzsporen werden durch das Feilen leichter verteilt.
- Ansonsten gelten die gleichen Empfehlungen wie bei Fußpilz.

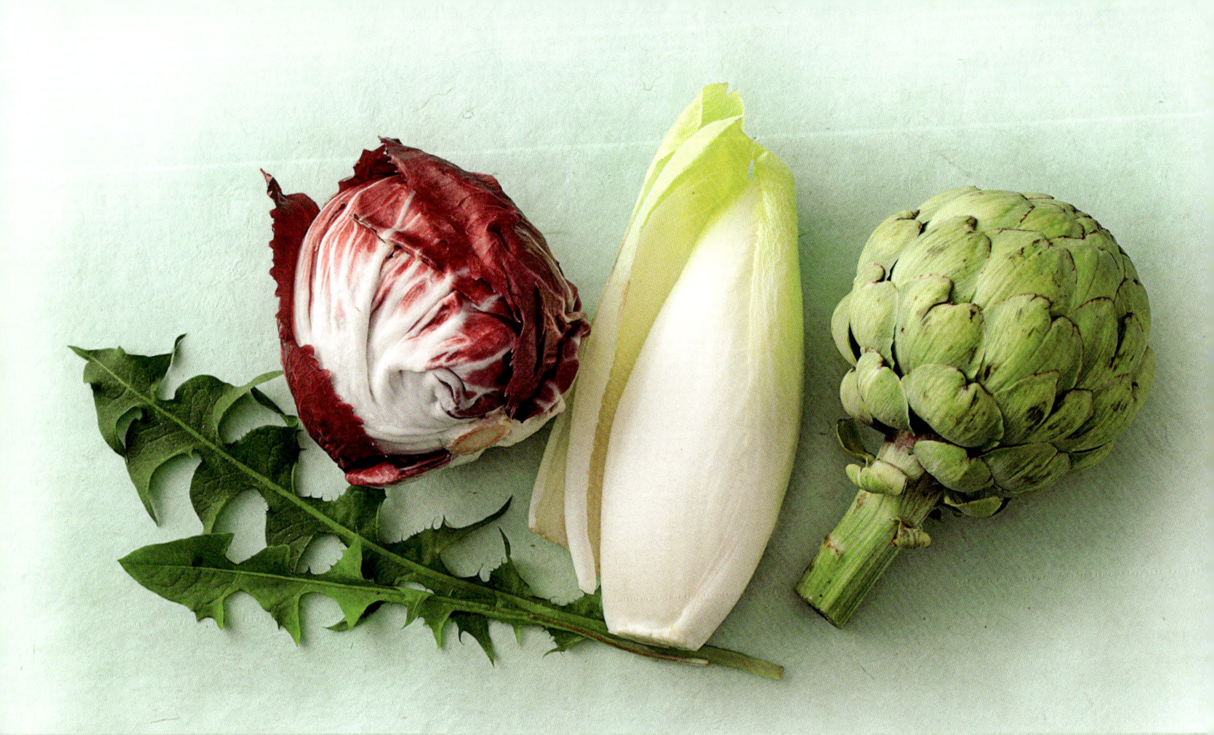

DARMSANIERUNG NACH ANTIBIOTIKAGABE

Der Darm ist die direkte Verbindung unserer körpereigenen Krankheitsabwehr zum gesamten Organismus. Ist der Darm geschädigt, ist unsere Abwehr instabil. Denn auf der gesunden Darmschleimhaut, vor allem im Dickdarm, leben eine Vielzahl von verschiedenen »guten« Bakterien, die in ihrer Gesamtheit dafür sorgen, dass krank machende Keime abgewehrt werden ▸ **siehe Seite 24**. Sie verhindern, dass die Keime oder ihre Abbauprodukte in den Organismus gelangen. Außerdem werden von den Bakterien Verdauungsenzyme bereitgestellt, die dafür sorgen, dass unser Organismus die nützlichen Bestandteile unserer Nahrung aufnimmt und optimal verwertet.

Eine länger anhaltende Gabe von Antibiotika zerstört das Gleichgewicht unserer physiologischen, guten Darmbakterien und bringt damit auch das Immunsystem regelrecht »aus dem Tritt«. Hier lesen Sie, wie Sie die negativen Folgen minimieren und den Darm mit natürlichen Mitteln wieder stärken können.

Dem Teufelskreis entkommen

In die durch eine Antibiotikatherapie entstandenen »Lücken« unserer Abwehr können sich krank machende Bakterien, Viren und Pilze hineinsetzen, in den Organismus gelangen und uns krank machen. Zusätzlich belasten uns die schädlichen Stoffwechselprodukte der Bakterien. Die wichtigen Nährstoffe aus der Nahrung, die ein gesunder Darm normalerweise vollständig verwertet und dem Organismus zur Verfügung stellt, können nicht mehr ganz aufgenommen werden. Die daraus folgende Unterversorgung schwächt uns und macht uns krankheitsanfälliger. In der Folge lässt der nächste Infekt oft nicht lange auf sich warten, wieder bekommen wir ein Antibiotikum verschrieben, das unsere Darmflora erneut schwächt – ein Teufelskreis.

Erster Schritt: Gifte ausleiten

Nach einer unvermeidbaren Antibiotikagabe muss der Körper zuerst von den »Altlasten« der Medikamente und sonstigen belastenden Giften befreit werden.
Um die schädlichen Rückstände wirkungsvoll auszuleiten, müssen die Organe, welche die Ausleitung möglich machen (Nieren, Leber und Haut), unterstützt werden. Sonst wechseln die Giftstoffe einfach nur den Ort, an dem sie sich anlagern, aber sie können den Körper nicht verlassen. Beim Abtransport von Giften sind vier verschiedene Bereiche von Bedeutung:

- Zum Binden von Giftstoffen sind vor allem Pflanzen gefragt, die Senfölgykoside ▸ **siehe Seite 36** enthalten, wie etwa Brunnenkresse ▸ **siehe Seite 49**, Knoblauch ▸ **siehe Seite 58** und Bärlauch.
- Leber und Galle bereiten die Ausscheidung der Gifte vor. Sie erhalten wirkungsvolle Unterstützung mit Löwenzahnkraut und -wurzel, Mariendistel, Wermut (Achtung bitter) und Artischocke.
- Die Ausleitung von Giften über die Haut können Sie mit leicht schweißfördernden Pflanzen ankurbeln: Holunderblüten, Lindenblüten, Klettenwurzel oder Stiefmütterchenkraut.
- Die Ausleitung über die Nieren wird bestens mit Birkenblättern ▸ **siehe Seite 48**, Goldrute ▸ **siehe Seite 55** sowie Brennnesselkraut oder Schachtelhalm (Zinnkraut) angeregt und unterstützt.

Wählen Sie aus jedem Bereich eine Pflanze aus und lassen sich die vier Pflanzen zu gleichen Teilen als Tee mischen (insgesamt 200 Gramm). Davon trinken Sie 3-mal täglich eine Tasse frisch aufgebrühten Tee (Zubereitung ▸ **siehe Seite 42**). Nach rund 4 Wochen wählen Sie vier neue Pflanzen und wiederholen die Teekur.

Unterstützend können Sie Präparate aus der Grünalge Chlorella einsetzen. Entsprechende Produkte (Presslinge zum Einnehmen) finden Sie in Bioladen und Apotheke.

Zweiter Schritt: die Balance der Darmbakterien wieder aufbauen

Danach kann die physiologische Darmflora wieder aufgebaut werden, damit die körpereigene Abwehr für die nächste Attacke von Krankheitserregern gerüstet ist. Eine gestörte Darmflora wieder aufzubauen braucht Zeit. Sehr wichtig ist hier die Ernährung. Hier eine Übersicht, was bevorzugt auf Ihrem Speiseplan stehen sollte. Eine solche ballaststoff- und vitalstoffreiche Nahrung unterstützt den Darm, wieder in sein Gleichgewicht zu kommen.

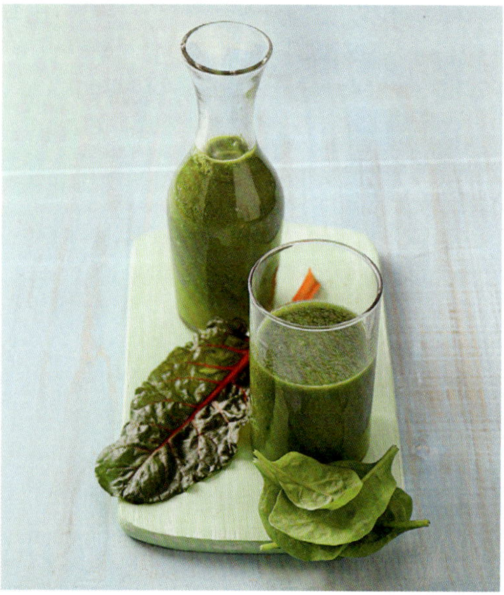

Grüne Smoothies sind fix zubereitet und versorgen Sie mit einer Extraportion Gesundheit.

Reichlich:

- Gemüse, besonders viel grünes Blattgemüse und Blattsalate, roh oder nur leicht gedünstet.
- Frische Kräuter.
- Frische Sprossen, ob aus dem Naturkostladen oder von der Fensterbank.
- Obst, möglichst frisch und abwechslungsreich.
- Vollkorngetreide(produkte): echtes Vollkornbrot, frisch gequetschte Flocken oder frisch geschrotetes, über Nacht eingeweichtes Getreide zum Frühstück: Dinkel, Emmer, Einkorn, Hafer, Roggen, Hirse.
- Vollkornreis und -nudeln.
- Naturbelassene Nüsse und Samen: Mandeln, Walnüsse, Leinsamen, Sesam, Kürbiskerne …
- Reine Pflanzenöle.
- Vitalstoffreiches Extra: Täglich ein grüner Smoothie (Buchtipp, ▸ siehe Seite 122).

In Maßen:

- Milchprodukte (Bio-Milch, Frischkäse, Sauermilchprodukte wie Buttermilch, Naturjoghurt, Magerquark, Dickmilch).
- Frischer Fisch.
- Hülsenfrüchte und Sojaprodukte.

Höchstens gelegentlich:

- Zucker und Süßigkeiten.
- Weißmehl(produkte).

- Fleisch und Wurst
- Tierische Fette: Butter, Schmalz, Margarine, Sahne, Crème fraîche.
- Fastfood und Fertiggerichte.
- Genussmittel wie Kaffee, schwarzer Tee und Nikotin.

ZUSÄTZLICH HILFREICH: PRÄBIOTIKA UND PROBIOTIKA

Im Rahmen einer vitalstoffreichen Ernährung brauchen die »guten« Darmbakterien Nahrung und Unterstützung, um sich wieder in der richtigen, ausgewogenen Menge und Mischung ansiedeln zu können.
Besonders hilfreiche Lebensmittel sind hier die sogenannten Präbiotika. Es handelt sich um für uns unverdauliche Kohlenhydrate, die in die tieferen Darmregionen gelangen und dort von den »guten« Darmbakterien verstoffwechselt werden.
Das Präbiotikum Inulin ist in einigen Gemüsesorten enthalten: in Artischocken, Chicorée, Topinambur, Löwenzahnwurzel, Pastinaken und Schwarzwurzeln. Diese Lebensmittel sollten zu Beginn in geringen Mengen verzehrt werden, sonst kann das Inulin Blähungen auslösen.
Als Probiotika bezeichnet man Bakterien, die im Darm eine probiotische Wirkung entfalten, das heißt, auch hier wird der Darm, diesmal über zugefügte Bakterien, positiv beeinflusst. Zu diesen Bakterien gehören zum Beispiel bestimmte Bifidobakterien und Lactobazillen (Milchsäurebakterien). Wir finden diese Bakterien in unseren Lebensmitteln in sauren Milchprodukten wie Joghurt oder Kefir. Ansonsten müssen sie als Nahrungsergänzungsmittel zugesetzt werden. Sie finden eine reiche Auswahl in der Apotheke, wo auch eine entsprechende Beratung gewährleistet ist.
In der ganzen Zeit ist es wichtig, viel Wasser zu trinken, damit die Giftstoffe unseren Körper verlassen können.
Zur Anregung der Verdauung können zusätzlich Indische Flohsamen und Flohsamenschalen (zum Beispiel Agiocur® Granulat von Madaus) eingesetzt werden. Sie quellen im Darm auf und bilden zudem einen schützenden Schleim.

Dritter Schritt: Abwehrstärkung

Zusätzlich zur Darmsanierung sollten wir unsere Abwehr stärken, sodass Bakterien und Viren es nicht mehr so leicht haben, sich in unserem Körper anzusiedeln und Schaden anzurichten.
Eine gesunde Darmflora ist eine gute und wichtige Grundvoraussetzung für eine starke Abwehr ▸ **siehe auch ab Seite 24**. Sie können Ihrem Körper aber noch weitere Unterstützung bieten.

- Sich draußen an der frischen Luft bewegen macht Spaß und hält fit. Spazierengehen, Fahrrad fahren, auch mal den Regen und Wind auf der Haut spüren: Das stärkt das Immunsystem für die kalte Jahreszeit, in der Bakterien und Viren auf Schwachstellen unserer Abwehr hoffen.

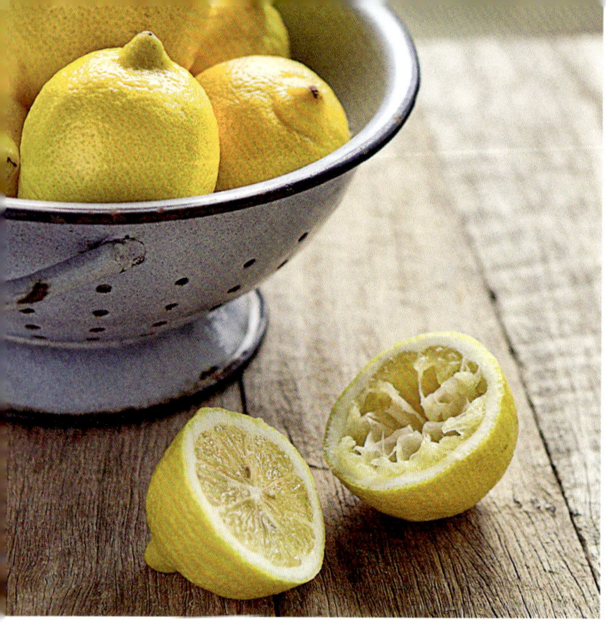

Frische Vitaminlieferanten sollten Sie immer reichlich zu Hause haben!

- Heizen Sie Ihre Räume in der kalten Jahreszeit nicht zu stark; ziehen Sie besser einen dicken Pullover und warme Hausschuhe an.
- Trainieren Sie Ihre Abwehrkräfte mit morgendlichen Wechselduschen: Erst warm abduschen, dann den kalten Wasserstrahl vom rechten Bein beginnend nach oben über den rechten Arm hinüber zum linken Arm und linken Bein führen. Den Wechsel 3-mal wiederholen, mit kalt abschließen. Das macht auch wach und bringt den Kreislauf in Schwung.
- Ausreichend Schlaf fördert die Regenration und die Entgiftung. Ein kleiner Ausflug in die Traditionelle Chinesische Medizin: Dort geht man davon aus, dass die Leber, unser wichtigstes Entgiftungsorgan, zwischen 1 und 3 Uhr nachts ihre größte Regenerationsfähigkeit besitzt. In dieser Zeit sollten wir fest schlafen, damit unsere Leber die nötige Ruhe bekommt, um ihren täglichen Aufgaben energievoll gewachsen zu sein.
- Eine gesunde und ausgewogene Ernährung ▸ **siehe Seite 31** mit viel frischem Gemüse und Obst enthält neben Vitaminen, Mineralstoffen und sekundären Pflanzenstoffen auch Antioxidanzien, die unsere Zellen schützen und sie widerstandfähig gegenüber Erregern machen.

DER KICK FÜR MEHR ENERGIE: BITTERSTOFFE

Bitterstoffe unterstützen die Verdauung, indem sie die Ausschüttung von Gallensaft fördern und somit unsere Eiweiß-, Kohlenhydrat- und Fettverdauung anregen.
Mit ihrer Hilfe wird die Blutbildung verbessert, und die Aufnahme von fettlöslichen Vitaminen aus der Nahrung wird erleichtert. Bitterstoffe helfen, das Säure-Basen-Gleichgewicht des Organismus wiederherzustellen (Buchtipp, ▸ **siehe Seite 122**). Sie unterstützen uns, wenn wir uns ausgebrannt und antriebslos fühlen.
Leider verschwinden Bitterstoffe durch »Wegzüchten« zunehmend aus unseren Lebensmitteln. Auf dem Bauernmarkt, beim Gemüsegärtner und im Naturkostladen finden Sie aber noch die charaktervollen Bitter-

Lieferanten: Artischocken, Rucola, Radicchio, Endivien, Rosenkohl, Chicorée, Löwenzahn und gelbe Grapefruits (Vorsicht, bei der Einnahme von Antibiotika lieber auf Grapefruits verzichten!). Entdecken Sie den köstlichen bitteren Geschmack wieder, Ihre Geschmacksnerven werden sich allmählich darauf einstellen! Salatsaucen können Sie zum Beispiel mit frisch gepresstem Orangensaft oder geraspeltem Apfel zubereiten, das Süße harmoniert fein mit dem Bitteren. Bitterstoffe wirken reflektorisch über das Geschmacksempfinden: Nur wenn wir sie schmecken, kommen die erwünschten Prozesse im Körper in Gang. Deshalb ist es wenig sinnvoll, sie als Fertigprodukt in Kapselform einzunehmen.

Auch einige Teekräuter haben hilfreiche Bitterstoffe zu bieten. Trinken Sie vor jeder Mahlzeit eine Tasse.

- Von Wegwarte, Tausendgüldenkraut, Andorn und Bitterklee lassen Sie sich bis zu 10 g in 150 g Teemischung zur Abwehrsteigerung (siehe unten) mischen.
- Von Engelwurz, Schafgarbe, Löwenzahn, Hopfen, Salbei, Kalmus, Kapuzinerkresse oder Brunnenkresse können Sie 20 g in 150 g Tee beimischen lassen, da sie nicht ganz so bitter, dafür aromatischer sind.

PFLANZEN ZUR ABWEHRSTEIGERUNG

Lassen Sie sich in der Apotheke aus Sonnenhut, Taigawurzel, Thymiankraut, Kamille, Ringelblume und Meisterwurz zu gleichen Teilen 150 g Tee mischen. Wie zuvor oben beschrieben lassen Sie noch eine Bitterdroge hinzufügen. Trinken Sie 3-mal täglich zwischendurch eine Tasse davon.

Als Fertigarzneien bieten sich an: Esberitox® Tabletten (unter anderem mit Lebensbaum und Sonnenhutwurzel), Echinacea STADA® Classic (Presssaft aus Purpursonnenhutkraut). Nicht bei Autoimmunerkrankungen einnehmen ▸ **siehe Seite 105**.

TIPP

DIE LEBER ENTSPANNEN

Wussten Sie, dass die Temperatur in Ihrer Leber zirka 2 °C höher ist als in Ihrem restlichen Körper? Wenn Sie Ihrer Leber Wärme zuführen, braucht sie sich in dieser Zeit nicht selbst »aufheizen« und kann sich für ihre eigentliche, anspruchsvolle Entgiftungsarbeit ausruhen und entspannen. Dafür machen Sie abends eine sehr warme Wärmflasche, wickeln sie in ein feuchtwarmes Geschirrtuch und wickeln ein trockenes Handtuch darum. Dann legen Sie sich die eingewickelte Wärmflasche rechts in Leberhöhe (unter den Rippenbogen) auf den Bauch. Mit einer kuscheligen Decke drüber lässt es sich so prima eine halbe Stunde auf dem Sofa entspannen.

Bücher, die weiterhelfen

Bäumler, Siegfried:
Heilpflanzenpraxis heute. Porträts – Rezepturen – Anwendung
Urban & Fischer

Erkenbrecht, Irmela:
Die Kräuterspirale: Bauanleitung – Kräuterporträts – Rezepte
pala

Madejsky, Margret:
Lexikon der Frauenkräuter: Inhaltsstoffe, Wirkungen, Signaturen und Anwendungen
AT Verlag

Schönfelder, Ingrid und Peter:
Der Kosmos-Heilpflanzenführer: Über 600 Heil- und Giftpflanzen Europas
Kosmos

Stadelmann, Ingeborg; Schilcher, Heinz; Herb, Christian:
Duft- und Heilpflanzen: sehen, verstehen, anwenden
Stadelmann

Bücher aus dem GRÄFE UND UNZER VERLAG, München

Grünwald, Jörg; Hansen, Aruna M.; Jänicke, Christof:
Quickfinder Bach-Blüten. Der schnellste Weg zum richtigen Mittel

Heepen Günther H.:
Hormone natürlich regulieren

Hickisch, Burkhard; Guth, Christian:
Grüne Smoothies

Hudak, Renate:
Heilpflanzen. Die wichtigsten Arten entdecken und bestimmen

Ullmann, Marcela; Bohlmann, Friedrich:
Essen als Medizin

Vormann, Jürgen:
Säure-Basen-Balance

Wenzel, Melanie:
Meine besten Heilpflanzenrezepte für eine gesunde Familie

Adressen, die weiterhelfen

Adresse der Autorin

Aruna Meike Siewert
Heilpraktikerin
Manfred-von-Richthofen-Straße 20
12101 Berlin-Tempelhof
www.kalasoma.de
www.aruna-siewert.de
www.raumheilung.eu
E-Mail: info@aruna-siewert.de

Hier können Sie online Kräuter bestellen
www.zietenapotheke.de
www.kraeuterschulte.de
www.herbathek.com
www.natur-kraeuter.de
www.kraeuter-kuehne.de

Versand von Samen und Pflanzen
www.blumenschule.de
www.kraeuter-und-duftpflanzen.de

Kurse und Veranstaltungen

www.gundermannschule.com
www.kalasoma.de

Register

A

B

C/D

E/F

G

H/I

K/L

M/N

P/Q/R

S/T/U

V/W/Z

Register der natürlichen Heilmittel

Register der Beschwerden

A

B

Impressum

Projektleitung: Barbara Fellenberg

Lektorat: Barbara Kohl

Bildredaktion: Henrike Schechter

Umschlaggestaltung und Layout: independent Medien-Design, Horst Moser, München

Herstellung: Anna Bäumner

Satz: Christopher Hammond

Lithos: Repro Ludwig, Zell am See

Druck und Bindung: Firmengruppe Appl, aprinta druck, Wemding

ISBN 978-3-8338-2836-2

4. Auflage 2014

Die GU-Homepage finden Sie unter www.gu.de

GRÄFE UND UNZER

Ein Unternehmen der
GANSKE VERLAGSGRUPPE

Bildnachweis

Pflanzenportraits und Coverbild: Kramp + Gölling Fotodesign/GU, Hamburg (S. 5, 28, 37, 40, 42, 45, 47, 48, 49, 51, 52, 53, 54, 57, 58, 59, 60, 61, 63, 64, 65, 66, 67, 69, 70, 71, 75, 77, 116, 118)
Weitere Coverbilder: vordere Außenklappe: Fotolia; hintere Außenklappe: Wildlife/Juniors Bildarchiv; U4 (oben): Corbis; U4 (unten): Glow Images; vordere und hintere Innenklappe (rechts): Getty; hintere Innenklappe (links): Fotolia.
Weitere Fotos: Aruna Siewert/privat: S. 4; Corbis: S. 22, 112; Focus/SPL: S. 8; Getty: S. 16, 46, 120; Interfoto: S. 10; Jump: S. 34, 39, 78, 80, 85, 99, 100, 102, 107, 110; Masterfile: S. 86; Mauritius: S. 30; Nick Olonetzky/GU: S. 105; Plainpicture: S. 6, 115; StockFood: S. 94

Syndication:
www.jalag-syndication.de

Wichtiger Hinweis

Alle Ratschläge und Hinweise in diesem Buch wurden von der Autorin nach bestem Wissen erstellt und mit größtmöglicher Sorgfalt geprüft. Sie bieten jedoch keinen Ersatz für kompetenten persönlichen medizinischen Rat. Jede Leserin, jeder Leser ist für das eigene Tun selbst verantwortlich. Weder Autorin noch Verlag können für eventuelle Nachteile oder Schäden, die aus den im Buch gegebenen praktischen Hinweisen resultieren, eine Haftung übernehmen.

QUALITÄTS GU GARANTIE

Liebe Leserin, lieber Leser,

haben wir Ihre Erwartungen erfüllt? Sind Sie mit diesem Buch zufrieden? Haben Sie weitere Fragen zu diesem Thema? Wir freuen uns auf Ihre Rückmeldung, auf Lob, Kritik und Anregungen, damit wir für Sie immer besser werden können.

GRÄFE UND UNZER Verlag
Leserservice
Postfach 86 03 13
81630 München
E-Mail:
leserservice@graefe-und-unzer.de

Telefon: 00800 / 72 37 33 33*
Telefax: 00800 / 50 12 05 44*
Mo–Do: 8.00–18.00 Uhr
Fr: 8.00–16.00 Uhr
(gebührenfrei in D, A, CH)*

Ihr GRÄFE UND UNZER Verlag
Der erste Ratgeberverlag – seit 1722.

Umwelthinweis

Dieses Buch ist auf PEFC-zertifiziertem Papier aus nachhaltiger Waldwirtschaft gedruckt.

www.facebook.com/gu.verlag